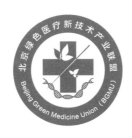

中医绿色调护技术

GREEN NURSING OF CHINESE MEDICINE

胡凯文　唐　玲◎主编

北京科学技术出版社

图书在版编目（CIP）数据

中医绿色调护技术 / 胡凯文 , 唐玲主编 . -- 北京：
北京科学技术出版社 , 2023.2
　　ISBN 978-7-5714-2893-8

　　Ⅰ . ①中… 　Ⅱ . ①胡… ②唐… Ⅲ . ①中医学－护理
学　Ⅳ . ① R248

　　中国国家版本馆 CIP 数据核字 (2023) 第 017443 号

策划编辑：马　驰　曾小珍
责任编辑：白世敬
责任校对：贾　荣
封面设计：异一设计
图文制作：天露霖文化
责任印制：李　茗
出 版 人：曾庆宇
出版发行：北京科学技术出版社
社　　址：北京西直门南大街 16 号
邮政编码：100035
电　　话：0086-10-66135495（总编室）　　0086-10-66113227（发行部）
网　　址：www.bkydw.cn
印　　刷：北京捷迅佳彩印刷有限公司
开　　本：787 mm × 1092 mm　1/16
字　　数：250 千字
印　　张：13
版　　次：2023 年 2 月第 1 版
印　　次：2023 年 2 月第 1 次印刷
ISBN 978-7-5714-2893-8

定　　价：158.00 元

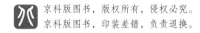

主编简介

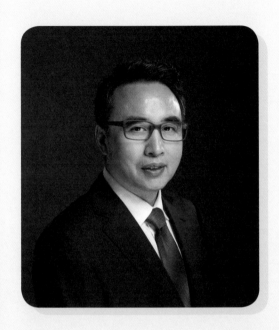

胡凯文　北京中医药大学教授、博士研究生导师、博士后合作导师，主任医师，肿瘤绿色治疗学创始人，首都名中医，国家重点研发计划项目"肿瘤中医防治方案的循证优化及机制研究"首席科学家，第七批全国老中医药专家学术经验继承工作指导老师。现任北京中医药大学东方医院副院长，北京中医药大学中医肿瘤学系主任，北京中医药大学肿瘤研究所负责人；兼任北京绿色医疗新技术产业联盟理事长，北京中医药科技创新转化工作委员会主任委员，中国医师协会肿瘤消融治疗技术专家组副组长。中华人民共和国国家卫生健康委员会《肿瘤消融治疗技术管理规范》《肿瘤消融治疗技术临床应用质量控制指标》起草专家，《热消融治疗原发性和转移性肺部肿瘤专家共识》起草专家，《影像引导下热消融治疗原发性和转移性肺部肿瘤临床实践指南（2021 年版）》起草专家，北京经济技术开发区"新创工程·亦麒麟"领军人才，《医药导报》编委，《中华肿瘤杂志》《中华中医药杂志》等学术期刊审稿人。首创肿瘤绿色治疗体系，著《肿瘤绿色治疗学》，主编《肿瘤绿色调护技术》，其中《肿瘤绿色治疗学》获中华中医药学会学术著作二等奖；重视对癌症病人生活质量的维护，建立了以"微创手术＋中医中药"为主的肿瘤治疗新模式，为年老体弱或不适于手术、放化疗的癌症病人，提供了具有中国特色、中医特色的治疗新方案。主持、参与国家级及省部级课题 20 余项，发表学术论文 200 余篇，出版专著 2 部、主编图书 5 部。获国家发明专利 4 项，中华中医药学会科学技术奖、北京中医药大学科技进步奖等共 4 项，并获国际冷冻外科学会"杰出贡献奖"。

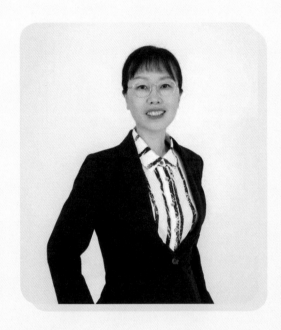

唐玲 主任护师，硕士研究生导师，北京中医药大学东方医院护理部主任、临床护理教研室主任，国家中医药管理局"十二五"重点专科护理学学科带头人。兼任北京市中医护理能力提升工程办公室主任、中国中医药研究促进会南丁格尔分会主任委员、北京市中西医结合学会中西医结合护理专业委员会主任委员、中华中医药学会中医护理传承与创新发展共同体副主席、*Journal of Integrative Nursing* 杂志主编、《中西医结合护理》杂志主编。

作为北京市中医护理能力提升工程办公室主任，长期致力于中医、中西医结合护理事业的传承与创新。在北京市中医管理局的指导下，推进中医护理传承工作，建立"三室一站"中医护理传承工作室。推进中医护理继续教育"成长树"项目，规划中医护理人员职业发展路径。积极发挥中医护理在预防、保健、治疗、康复中的特色优势，推进中医护理门诊标准化建设，组织制定行业首个《中医护理门诊建设方案（试行）》。创新开展"一证一品"特色护理专科示范病房建设，打造具有中医特色的优质护理服务品牌。主持、参与国家级、市级、校级科研课题 10 余项，发表学术论文 50 余篇，作为主编、副主编参编图书 7 部，获国家专利 1 项，被评为北京中西医结合学会"突出贡献专家"。

编委会名单

前　言

　　中医学有着悠久的历史，是我国优秀文化遗产的重要组成部分，在数千年的临床实践中积累了丰富的诊治疾病和养护病人的经验，为中华民族的繁衍昌盛做出了卓越贡献。作为中医学重要组成部分的中医护理学，是以中医理论为指导，运用整体观念，对病人进行辨证施护，结合预防、保健、康复等措施，对病人及老、弱、幼、残者加以照料，并施以独特的护理技术，以促进人类健康的一门应用学科，几千年来在保障我国人民健康的事业中起到了积极的作用。

　　中医学认为"凡病三分治，七分养"。"养"即是调护、侍疾。北京中医药大学东方医院护理团队推出中医绿色调护技术，在低损伤、可持续的特色治疗体系下，针对病人的不适症状，基于整体观念和辨证施护理论，从局部到全身，从改善症状到增强体质，在症状、饮食、情志上给予病人合理的调养和护理。东方医院致力于打造东方特色品牌，开拓中医调护行业，培养集调理、护理于一体的调护技师，推动中医调护作为一种新兴的职业发展起来，为护理人员寻求更好的发展。基于此，我们编写了《中医绿色调护技术》这本书，并将其作为中医调护技师培训教材使用。

　　本书分为中医绿色调护基本理论、中医绿色调护发展史、中医绿色调护操作、临床典型病例四个章节。其中 "中医绿色调护操作"一章列举了中药膏摩、中药雾化吸入、穴位贴敷、中药灌肠等13项中医绿色调护技术，图文并茂，并且配以操作视频，易懂、易学、易操作；"临床典型病例"一章列举了在急性脑梗死后口腔异味、慢性肾衰腰痛、混合痔术后疼痛等20种临床疾病中应用中医绿色调护技术的病例，并详细描述了各病例的临床表现、护理评估、护理诊断、常规护理和中医特色护理、护理效果评价等。

　　希望本书能够为临床护理工作者和中医调护技师提供中医绿色调护技术指导。

编者

2022 年 2 月

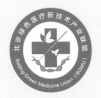

北京绿色医疗新技术产业联盟
Beijing Green Medicine Union (BGMU)

北京绿色医疗新技术产业联盟简介

北京绿色医疗新技术产业联盟由北京中医药大学东方医院牵头，由以教学医院、科研院所、高新医疗企业为代表的 7 家单位共同发起，经北京市民政局批准，于 2015 年 7 月 14 日正式注册成立，被评为北京市 AAA 级社会组织、北京经济技术开发区创新战略联盟。

北京绿色医疗新技术产业联盟宗旨：以创新驱动为指导，以创建绿色医疗综合服务体系为目标，为提升我国医疗产业技术水平和推动产业发展做出积极贡献。

北京绿色医疗新技术产业联盟自 2015 年成立至今，已经有 40 余家单位成员及 50 余位个人成员，单位成员包括北京、河北、河南、湖北、广东、天津、重庆、山东多地的多家三甲医院以及多家高新医疗企业。

北京绿色医疗新技术产业联盟代表性工作成果如下。

1. 学术成果

2017 年出版《肿瘤绿色治疗学》、2021 年出版《肿瘤绿色调护技术》。

2. 绿色治疗基地

自 2016 年开始在全国各省市建立肿瘤绿色治疗基地并授予"北京绿色医疗新技术产业联盟基地"牌匾，建立"绿色医疗"品牌，推广绿色医疗理念。

3. 重大活动

举办第一届至第九届中国肿瘤绿色治疗新技术论坛暨全国中西医结合肿瘤治疗新技术培训班。

4. 公益项目

2016—2017 年度，完成北京市福利彩票公益金资助项目"疏解首都医疗功能：京津冀基层医师医疗技能提升项目"。

2017—2018 年度，完成中央财政资金项目"基层医师绿色治疗医疗技能提升项目"。

5. 海外推广

2016—2017 年，资助多位成员出国进行学术交流，促进肿瘤绿色治疗向海外推广。

目 录

第四章 临床典型病例 127

第一章

中医绿色调护
基本理论

一、调护概述

调护包括调理和护理两方面的内容。调理是指医护人员以病人为主体，以调动病人内在因素为目标，指导和协助病人调摄、养慎、避忌，如调情志、慎寒热、适劳逸、节房事、注意饮食宜忌、病后调养等；护理则是以医护人员为主体，护患双方互相配合，给予病人照料、服侍、观察，以及协助医生实施一些较简单的治疗、护理措施，如喂药、药后观察、急救、熏、蒸、淋、洗、吸痰、导便、降温、简单的针灸和推拿、指导病人运动锻炼等。

二、中医绿色调护技术的概念

中医绿色调护技术是以中医护理基础理论和中医特色治疗理念为指导，以预防疾病、缓解症状、恢复健康为目的，在传统中医调护饮食、起居、情志的基础上，借助现代化的治疗器具，开展的更符合现代人疾病特点的护理措施。

北京中医药大学东方医院护理团队推出的中医绿色调护技术，在低损伤、可持续的治疗体系下，针对病人的不适症状，基于整体观念和辨证施护理论，从局部到全身，从改善症状到增强体质，在症状、饮食、情志上给予病人合理的调养和护理。中医绿色调护技术种类较多，本书主要介绍目前临床常用的13种特色调护技术，包括中药膏摩技术、中药蜡疗技术、中药面膜技术、储药罐技术、中药雾化吸入技术、中药口腔护理技术、穴位贴敷技术、中药热罨包技术、中药涂药技术、中药湿热敷技术、中药灌肠技术、中药熏蒸技术、中药泡洗技术，各种技术的具体内容详见第三章。

三、中医绿色调护技术的基本特点

中医绿色调护技术以绿色治疗理论和中医护理技术理论为指导，其基本特点是整体观念和辨证施护。

（一）整体观念

中医护理的整体观念包括三个方面。

1.强调人体是一个有机的整体

人体以五脏为中心，通过经络将各脏腑、组织、器官、皮毛、筋肉、骨骼等联系成一个有机的整体，共同完成各项生理活动。人体的各种功能相互协调，彼此为用。

2.强调人与自然环境的统一性

人与自然界息息相关、密切相通，自然界的任何变化，如时令的交替、天气的变化、地理环境和生活环境的改变等，均可使人体产生一定的生理和病理反应。正如《灵枢·邪客》所说："人与天地相应。"另外，地域气候的差异、地理环境和生活习惯的不同，也在一定程度上影响着人体的生理活动和脏腑功能。在护理工作中，要根据病人的个体差异及地域、季节的不同，结合病人的生理或心理状态进行整体施护。

3.强调人与社会关系的统一性

人是社会的组成要素，人能影响社会。同时，社会的变化对人的生理、心理、病理亦会带来相应的影响。人与社会环境是统一的、相互联系的。一般来说，良好的心态、和谐的社会环境、融洽的人际关系、有力的社会支持，可使人精神振奋，有利于身体健康；相反，病态的心理、不利的社会环境、紧张的人际关系，可破坏人体原有的生理和心理的和谐稳定，引发疾病。因此，在对病人进行护理时，不但要做好病人本身疾病的护理，而且要在家庭、社会等层面给予病人相应的护理指导，创造一个和谐的社会环境。

（二）辨证施护

辨证施护由辨证和施护两部分组成。所谓辨证是将四诊（望、闻、问、切）所收集的病史、症状、体征进行分析、综合，辨清疾病的原因、性质、部位及邪正关系，进而概括、判断为某种性质的证。施护则是根据辨证的结果，确立相应的护理原则和方法，制订护理计划和具体的护理措施，对病人实施护理。辨证施护是中医护理的精华，是指导中医临床护理的基本原则。

四、中医绿色调护技术的理论基础

（一）"天人合一""天人相应"理论

人和自然、社会、宇宙，阴阳匹配，即"天人合一""天人相应"，人与自然是一个有机的整体，人的生命活动、新陈代谢、生长发育以及疾病的发生都与自然变化息息相关。中医认为治疗疾病应遵循"天人合一"的自然规律。

（二）阴阳理论

"万物负阴而抱阳，冲气以为和"，任何事物都遵循阴阳相互依存、相互制约、相互转化的对立统一的发展变化规律。中医绿色调护技术，即基于阴阳理论，采用温和的手段调节机体，改善生存环境，调动一切积极因素，克服一切不利因素，趋利避害，以达到使机体阴阳平衡的目的。

（三）预防为主

自古以来，中医学就高度重视疾病预防。《素问·四气调神大论》曰："圣人不治已病治未病。"疾病预防就是在中医基本理论的指导下，采取一定的措施，防止疾病的发生、发展、传变和复发。

五、中医绿色调护技术的原则

（一）安全性原则

中医绿色调护技术以中医药理论为基础，采用特色疗法，药物安全性高、毒副作用小，给药方式创伤小或无创伤。

（二）整体性原则

中医注重整体观念，认为疾病不是局部之病，而是全身性疾病的局部表现，故治疗疾病不能只治局部，而要治疗全身。整体性原则要求以提高病人的生活质量、延长病人的生存时间为最高目标。

（三）持续性原则

中医绿色调护强调持续性原则。因为中药往往起效缓慢，故应坚持持续性原则，持续调护，以修复、增强病人的身体机能。

六、中医绿色调护技术的意义

"医乃仁术"，所谓"仁术"，即以人为本、尊重生命，不论是医疗活动还是护理活动均应如此。中医绿色调护技术具有简、效、易、廉的特点，在提高慢性病病人的生活质量上优势明显。

古人有"上工治未病，下工治已病"的说法，如何调理病人体质、减轻病人痛苦、提高病人生活质量是医者亘古不变的话题。我国目前处于人口老龄化阶段，如何减轻老年病人的痛苦、提升老年人群的生活质量是我们一直以来的追求。北京中医药大学东方医院护理团队推出中医绿色调护技术，在低损伤、可持续的治疗体系下，针对病人的不适症状，基于整体观念和辨证施护理论，从局部到全身，从增强体质到改善症状，在症状、饮食、情志上给予病人合理的调养和护理。

中医绿色调护技术是中医防治疾病的上乘技术，它来源于自然又回归自然，从中药到治疗方式都体现了阴阳平衡、五行生克的自然规律，具有安全、副作用小、整体性强、治疗方便、医药费低、适应范围广的优势，是中医护理技术在现代的创新。我们应认真开展中医绿色调护技术的实践研究，充分发挥中医绿色调护的优势，合理推广中医绿色调护技术，并让更多的人认识和了解中医。

第二章

中医绿色调护
发展史

中医绿色调护技术是对传统中医护理的继承与创新。中医护理学的发展与现代护理学的发展有着相似的历程。在护理学尚未成为一门独立的学科之前，护理学与医学是浑然一体的。未独立发展的事物不等于不存在，亦不等于不发展。中医护理学作为中国传统医学的重要组成部分，有着悠久的历史，其发展变化始终与中医学的发展息息相关。中医护理理论的形成与发展经历了漫长的过程，其源起于原始社会，初步形成于秦汉时期，发展于隋唐时期，充实于宋金元时期，成熟于明清时期。几千年来，医护不分家，中医集医、药、护、技为一体，许多情况下，医家将护理内容与诊疗结合并加以阐述。中医传统的护理理论和护理技术水平不断提高，护理的重要性也不断被强调，医家认为，有时护理比治疗更重要。中医护理以中医基础理论为指导，以整体护理与辨证施护为基本特点，结合养生保健、预防康复、美容等各项医疗护理活动，将独特的中医护理手段应用于各类人群，以达到促进身心健康、预防疾病、减轻痛苦、恢复健康的目的。中医护理是中医学的重要组成部分，它包含生活起居护理、饮食护理、情志护理以及用药护理四个方面的内容，对潜在健康问题的解决具有重大指导意义。

中医强调"三分治、七分养"，"七分养"就是调护、将养、调理、侍疾，属于护理的范畴。无论是在先秦的断简残篇里，还是在其后的鸿篇巨制中，我们均可寻觅到与中医护理相关的论述，并可发现中医护理的发展轨迹。

一、中医护理古代发展史

（一）源起阶段（上）：史前阶段（远古时期—前21世纪）

1.时代背景

自从有了人类，就有了原始的卫生保健活动。早在远古时期，我们的祖先就在长期的生产、生活实践中，在与自然界猛兽和疾病的斗争中，自发形成了对疗伤治病和调护的感性认识，进而积累了初级、原始的医护知识。源于原始人类本能的救护行为是现代人类医疗护理活动的原型，包括原始的生活起居调护、饮食调护、用药调护、外治技术和运动疗法。

2.护理发展

（1）生活起居调护。榛莽丛生，猛兽迫人，原始人类的生存十分艰难。在饥寒交迫中，原始人类抵御严寒酷暑及天敌侵袭的能力很弱，他们用树叶和兽皮做衣遮体以避寒邪，通过"穴巢而居"以御天敌。战国末期《韩非子·五蠹》中记载："妇人不织，禽兽之皮足衣也。"《礼记·礼运》中写道："昔者……未有麻丝，衣其羽皮……冬则居营窟，夏则居橧巢。"均记载了起居调护等方面的内容。

（2）饮食调护。远古时期，由于生产力和生活水平极其低下，汉代刘安《淮南子》中有"古者，民茹草饮水，采树木之实，食螺蚌之肉"的文字。随着生产工具的改良及生产力的发展，原始人类能够获得更多的动物类食物，而火的发现和使用，彻底改变了"食草木之实，鸟兽之肉，饮其血，茹其毛"的原始饮食方式，使人类的饮食从生食进入到熟食阶段，在一定程度上减少了原始人类患某些疾病的可能，正如《礼记》所载："炮生为熟，令人无腹疾。"《韩非子·五蠹》记载："上古之世……民食果蓏蚌蛤，腥臊恶臭，而伤害腹胃，民多疾病。有圣人作钻燧取火，以化腥臊，而民说（悦）之。"

（3）用药调护。原始人类通过对动植物的长期观察和尝试，认识到动植物不仅可以用来充饥或治病，还会致病或导致中毒。我国古代的"药食同源"之说便是人类在长期的生产实践中不断积累医药知识而形成的。如西汉司马迁《史记·补三皇本纪》中说："神农氏以赭鞭鞭草木,始尝百草,始有医药。"《淮南子·修务训》中说:"神农……尝百草之滋味,水泉之甘苦,令民知所避就。当此之时,一日而遇七十毒。"

(4)外治技术。原始人类在寻找食物的过程中往往会受伤出血,他们逐渐学会了用清澈的溪水冲洗伤口,用草茎、泥土、树叶对伤口进行涂裹包扎,这就是外治法的萌芽。随着经验的积累,针刺、热熨、按摩等外治法渐渐产生。在同疾病斗争的实践中,人们发明了用砭石、骨针刺病处,于是产生了原始的针刺疗法;用烧热的石块对人体局部进行加热以缓解病痛,从此产生了原始的热熨疗法;和野兽搏斗而致创伤,或因风雨袭击而发生病痛后,有意识地用手抚摩、揉按身体的相应部位,起到止痛消肿作用,从而产生了最原始的按摩疗法。

此外,人们在用火的过程中,偶然烧灼了皮肤表层,开始感到表面灼痛,随后发现局部烧灼可以减轻某些疾病的症状,从而形成了原始的灸法。

在考古挖掘中还发现了新石器时期的种类繁多的砭石,而且不同砭石具有不同的功用,说明当时原始人已制造出种类较多的、比较精细的石器医疗工具。

(5)运动疗法。中医运动疗法源远流长,可以追溯到上古时期。《吕氏春秋·古乐篇》记载:"昔陶唐(尧号陶唐氏)之始,阴多滞伏而湛积,水道壅塞,不行其原,民气郁阏而滞着,筋骨瑟缩不达,故作为舞以宣导之。"这里的"舞"应是为驱逐"阴""郁"之气而祈祷于神灵的巫术之法,通过舞动身体、鸣奏鼓乐、呼喊发力来渲染气氛,以通达神明。此时的"舞"很自然地起到了活利筋骨、排解郁闷的作用,可以说是运动疗法的萌芽,是后世导引术产生的源泉。

(二)源起阶段(下):夏—春秋时期(前21世纪—前476年)

1. 时代背景

夏—春秋时期是我国奴隶社会时期,随着经济、思想及科学、文化的发展,这一时期的医药卫生也有了很大的变化,特别是到奴隶社会后期,在朴素的唯物主义和辩证法思想的影响下,医学逐渐摆脱了宗教的羁绊,走上了独立发展的道路。如出现了医学分科、专职医生,建立了最早的医学制度等。又如产生了早期病因学说及疾病诊疗理论,为医学理论的形成做了准备。这一时期的中医护理理论论述较为全面,有关医学知识的记载已包含护理的内容。《周礼》是一部系统记载西周到战国时期官制、职掌和施政要领及古代社会典章制度的文献,从《周礼》来看,当时已设立了医政组织,进行了医学分科,制定了医疗考核制度,建立了病案等。《周礼·天官》中记述,医师下设有"士""府史""徒"

等专职人员，其中"徒"兼有护理职能，负责看护病人。

2. 护理发展

（1）生活起居调护。周朝就已经有了食医、疾医、兽医，并已开始了除虫、灭鼠、改善环境卫生等防病调护活动。"三日具沐，五日具浴""头有疮则沐，身有疡则浴"，为个人卫生提供了借鉴。"鸡初鸣，咸盥漱"成为口腔护理的最早记载。《诗经》云"洒扫穹窒""洒扫庭内"，《管子》云"当春三月……抒井易水，所以去兹毒也"，记载了环境护理的内容。《枕中记·导引》所述"常以两手拭面，令人面生光泽，斑皱不生"，是美容养颜方面的重要原始记载。

（2）饮食调护。夏—春秋时期，是中医饮食调护的形成时期。早在夏禹时代，酿酒技术便已被先人所掌握。殷商时期，《汤液经法》中首载以汤液药酒治疗疾病。西周时期，官府将医者分为食医、疾医、疡医、兽医四类，其中食医排行第一，可见时人对食疗的重视。而除食医之外，疾医和疡医在治疗疾病时也会采用食疗的方法。《周礼·天官》载，食医"以五味、五谷、五药养其病，以五气、五声、五色视其死生"，疡医"凡疗疡，以五毒攻之，以五气养之，以五药疗之，以五味节之。凡药，以酸养骨，以辛养筋，以咸养脉，以苦养气，以甘养肉，以滑养窍"。而《礼记》更进一步记载了食物疗法："凡和，春多酸，夏多苦，秋多辛，冬多咸，调以滑甘。凡会膳食之宜，牛宜稌，羊宜黍，豕宜稷，犬宜粱，雁宜麦，鱼宜菰。"除此之外，《山海经》记载的120多种药品中，有很多既是药物，也是食物。

（3）情志调护。《周礼》最早将七情作为病因提出，认为"喜、怒、哀、乐、爱、恶、欲之情，过则有伤"，说明当时的人们已经认识到七情刺激能损伤人体脏腑机能而致病，在治疗疾病时应重视情志护理。

（4）用药调护。商以前，人们在治疗疾病时多使用单味药。商王武丁说"若药弗瞑眩，厥疾弗瘳（病愈）"，说明当时人已经积累了一定的用药经验。《五十二病方》对服药方法、服药量、服药禁忌有一定论述，如"治病时，毋食鱼、彘肉、马肉、龟、虫、荤、麻洙采（菜），毋近内，病已如故"。

（5）外治技术。西周时期，外敷药法已经应用于外科疾病的治疗。《周礼·天官》记载："疡医掌肿疡、溃疡、金疡、折疡之祝，药、劀、杀之齐。凡疗疡，以五毒攻之……凡有疡者，受其药焉"。即疡医按一定剂量为肿疡、溃疡、金疡和折疡病人敷药，并刮去脓血、销蚀腐肉。疡医用五种药性酷烈的药来敷治疡疮，凡患有疡疮的人，都可以接受疡医的药物治疗。战国时期，扁鹊以针刺、药熨等外治法治疗虢太子尸厥症。"扁鹊乃使弟子子阳厉针砥石，以取外三阳五会。有间，太子苏。乃使子豹为五分之熨，以八减之齐和煮之，以更熨两胁下。太子起坐。"

（6）传染病预防。《周礼·天宫》指出"四时皆有疠疾，春时有痟首疾，夏时有痒疥疾，秋时有疟寒疾，冬时有嗽上气疾"，还从气候转变中指出"孟春行秋令，则民大疫""季春行夏令，则民多疾疫"。

（三）初步形成阶段：战国—东汉时期（前475—220年）

1. 时代背景

战国—东汉时期，社会、经济、科学、文化发展迅速，为医学理论体系的逐步形成奠定了基础，大量的中医护理内容散见于各种医学著作中。《黄帝内经》（简称《内经》）、《神农本草经》、《伤寒杂病论》等医学典籍相继问世，标志着中医学理论体系基本确立，中医护理学初步形成。《黄帝内经》在护理方面的论述涉及生活起居护理、饮食护理、情志护理、用药护理、病情观察及护理技术等内容。该书奠定了中医护理学的理论基础，体现了中医护理的整体护理观。《伤寒杂病论》为东汉末年张仲景所著，为中医护理的辨证施护开了先河，其所载的生活起居护理、饮食护理、情志护理、用药护理、临证护理及中医护理技术操作等，较前代都有了较大的发展，起到了承上启下、继往开来的作用。

2. 护理发展

（1）生活起居调护。《素问·四气调神大论》指出："夫四时阴阳者，万物之根本也。所以圣人春夏养阳，秋冬养阴，以从其根，故与万物沉浮于生长之门。"提倡顺应四时气候变化，做好生活起居护理，预防疾病的发生。《灵枢·五癃津液别》曰："天暑衣厚则腠理开，故汗出……天寒则腠理闭，气涩不行，水下流于膀胱，则为溺为气。"指出夏天身体腠理开泄、汗出，以保持正常的体温，适应外界的天暑地热；冬天身体腠理闭密，以保津蓄温，适应外界的天寒地冻。《素问·移情变气论》说："动作以避寒，阴居以避暑。"在寒冷的季节，适当参加活动，机体就能产生热量；在暑热的季节，在阴凉处休息，具有避暑的作用。《灵枢·顺气一日分为四时》说："朝则人气始生，病气衰，故旦慧；日中人气长，长则胜邪，故安；夕则人气始衰，邪气始生，故加；夜半人气入脏，邪气独居于身，故甚也。"说明了生病时，机体在一天之中四个时间段的病理变化。《素问·上古天真论》说："上古之人，其知道者，法于阴阳，和于术数，食饮有节，起居有常，不妄作劳，故能形与神俱，而尽终其天年，度百岁乃去。"取法于天时、地理、气候、环境等的变化，调剂自己的生活，懂得饮食有节，作息有常规，不妄事操劳等，就能使形体和精神健旺。

（2）饮食调护。《黄帝内经》是首次记载食疗养生理论的经典著作。书中以大量篇幅论述了饮食护理，不仅详细列举了食物的四性五味和归经，更倡导三因制宜，对中医饮食护理进行了系统的总结。食物有四性（寒、热、温、凉）五味（酸、苦、甘、辛、咸），各有归经，可调节脏腑阴阳平衡。《素问·脏气法时论》提出了沿用至今的饮食五味养生大法，即"辛、酸、甘、苦、咸，各有所利，或散，或收，或缓，或急，或坚，或软，四时五脏，病随五味所宜也"。《素问·异法方宜论》载："东方之域，天地之所始生也。鱼盐之地，海滨傍水，其民食鱼而嗜咸……""南方者，天地所长养，阳之所盛处也。"说明地域不同，气候、环境、生活方式及饮食习惯也存在差异，机体的生理和病理特点也不尽相同。因此，食养也需参考地域差异。年龄、性别、体质不同，饮食调养之法也有所不同。《灵枢·五音五味》曰："妇人之生，有余于气，不足于血，以其数脱血也。"说明性别不同，饮食护理的角度也不同。就体质而言，有"虚则补之，实则泻之"的原则。《黄帝内经》对疾病饮食宜忌亦做了较详细的论述，如《灵枢·五味》曰"脾病者，宜食秔米饭、牛肉、枣、葵；心病者，宜食麦、羊肉、杏、薤；肾病者，宜食大豆黄卷、猪肉、栗、藿；肝病者，宜食麻、犬肉、李、韭；肺病者，宜食黄黍、鸡肉、桃、葱""肝病禁辛，心病禁咸，脾病禁酸，肾病禁甘，肺病禁苦"，《素问·脏气法时论》曰"病在脾……禁温食饱食，湿地濡衣""病在肺……禁寒饮食寒衣"等；对消渴病的饮食护理，提出"热中消中，不可服高粱芳草石药"（《素问·腹中论》）。

《伤寒杂病论》重视饮食调护，强调饮食的禁忌原则，并有专篇论述禽兽鱼虫禁忌和果实菜谷禁忌，提出了脏病食忌、四时食忌、冷热食忌、妊娠食忌及合食食忌等，明确指出饮食也应辨证。《金匮要略·痰饮咳嗽病脉证并治》曰："得快下后，糜粥自养。"指出对腹泻的病人，应先给予清淡饮食，待胃肠功能恢复后，再逐渐恢复正常的饮食。同时，《伤寒杂病论》在遣方用药时注重食疗的配伍运用以增强疗效，如《伤寒论》桂枝汤方的服法——"上五味，㕮咀三味，以水七升，微火煮取三升，去滓，适寒温，服一升。服已，须臾啜热稀粥一升余，以助药力"，明确要求药后饮粥以保证疗效。

（3）情志调护。《黄帝内经》中包含丰富的情志护理内容，强调情志活动与脏腑功能密切相关，认为情志失调会导致气机、脏腑功能紊乱，诱发或加重病情，并提出"悲胜怒，恐胜喜，怒胜思，喜胜忧，思胜恐"的治法。这种治法是根据五行之间相生相克关系原理，用相生或相克的情志来转移或阻止对机体有害的情绪，以达到调和情志的目的，此乃中医情志调护的一大特色，被历代医家广泛使用。《灵枢·师传》曰："告之以其败，语之以其善，导之以其便，开之以其苦。"重视心理调护，调动病人的主观能动性，使其积极配合治疗和护理，是中医护理的一大特点。《素问·汤液醪醴论》提出"精神不进，志意不治，故病不可愈"，《灵枢·师传》指出"未有逆而能治之也，夫惟顺而已矣。顺者，非独阴阳脉气之逆顺也，百姓人民皆欲顺其志也"，强调应了解病人的心理状态，尽量顺从病人意愿。顺从病人之所愿以取得病人的合作，是施行各种治疗调护的前提。

（4）用药调护。《素问·脏气法时论》指出"肝苦急，急食甘以缓之……心苦缓，急食酸以收之……脾苦湿，急食苦以燥之……肺苦气上逆，急食苦以泄之……肾苦燥，急食辛以润之。开腠理，致津液，通气也"，以五行生克理论为依据，阐述五脏疾病的用药护理原则。《灵枢·四时气》中有关于水肿病用药护理的记载——"方饮无食，方食无饮，无食他食，百三十五日"，阐明了水肿病人在服利水消肿药物期间的注意事项，同时强调了水肿的饮食禁忌。

《伤寒杂病论》记载了大量方药的用药法，如汤药的煎煮法，服药的温度、时间、次数，药后的观察，服药的注意事项及饮食宜忌等，并确立了辨证施护原则。如其所载服桂枝汤后"服已，须臾啜热稀粥一升余，以助药力，温覆令一时许，遍身漐漐，微似有汗者益佳""凡服汤发汗，中病即止，不必尽剂也"，为日后的服药护理及药后观察提供了依据。

《神农本草经》是我国现存最早的药物学专著，该书详细阐述用药护理之法，根据毒性的大小将药物分为上、中、下三品，并将药物分为寒、热、温、凉四性，酸、苦、甘、辛、咸五味，明确了"疗寒以热药，疗热以寒药"的用药原则，为后世的中药理论奠定了基础。此外，该书对服药时间和方法也相当重视。"病在胸膈以上者，先食后服药；病在心腹以下者，先服药而后食；病在四肢血脉者，宜空腹而在旦；病在骨髓者，宜饱满而在夜。"表明服药的时间和方法将直接影响药物的效果。因此，该书对护理人员学习掌握用药的剂量、毒副作用及用药后效果观察等具有非常重要的意义。《神农本草经》还论述了一系列用药原则，如"凡欲疗病，先察其源，先候病机""疗寒以热药，疗热以寒药，饮食不消以吐下药，鬼疰蛊毒以毒药，痈肿疮瘤以疮药，风湿以风湿药，各随其所宜"。对有毒性作用的药物，则要特别谨慎，该书强调必须从小剂量开始，逐渐增加剂量，以免造成药物中毒的严重后果，如"若用毒药疗病，先起如黍粟，病去即止。不去，倍之；不去，十之。取去为度"。

（5）外治技术。《黄帝内经》记载的中医外治技术有针刺、灸法、推拿、刮痧、敷贴、热熨等。《素问·举痛论》云："寒气客于背俞之脉则脉泣，脉泣则血虚，血虚则痛。其俞注于心，故相引而痛。按之则热气至，热气至则痛止矣。"指出对寒邪侵袭所致的疼痛可通过按摩推拿来缓解。《素问·骨空论》曰："失枕，在肩上横骨间，折，使揄臂，齐肘正，灸脊中。"介绍落枕病人灸治时的取穴方法。《素问·玉机真脏论》曰："今风寒客于人……或痹不仁肿痛，当是之时，可汤熨及火灸刺而去之。"指出风寒侵入经络，出现麻痹或肿痛等症状时，可用汤熨、火罐、艾灸、针刺等方法散邪。

《伤寒杂病论》有关外治技术的记载十分丰富，其中记载了熏洗法、坐浴法、舌含法、热熨法、艾灸法、搐鼻法等。《伤寒杂病论》还首次记载了灌肠法。《伤寒论·辨阳明病脉证并治》曰："阳明病……当须自欲大便，宜蜜煎导而通之。若土瓜根及大猪胆汁，皆可为导。""又大猪胆一枚，泻汁，和少许法醋，以灌谷道内，如一食顷，当大便出宿食恶物，甚效。"这是灌肠法的最早记载。而《伤寒杂病论》烟熏法治咽痛的含咽法，是后世各种雾化吸入疗法的雏形。该书还载有坐浴法、外掺法、灌耳法、吹鼻法等外用药护理方法。如百合病未解而口渴者，用百合煎汁洗；狐惑病蚀于下者，用苦参汤外洗等。《金匮要略·杂疗方》还记载有抢救"尸厥""卒死"等昏迷、垂危病人，用"菖蒲屑内鼻两孔中吹之""捣薤汁灌耳中""雄鸡冠割取血，管吹内鼻中""吹皂荚末鼻中"等法。

（6）运动疗法。出土的战国时期文物《行气玉佩铭》阐述了呼吸与运动相结合的原理，提示仿生类导引在战国时期就已出现。《黄帝内经》提出运动要遵循四大原则：适度、动静结合、四时有别、骨正筋柔。成书于战国末年的《吕氏春秋》积极主张"动以养生"的观念，正如书中所载"流水不腐，户枢不蠹，动也，形气亦然。形不动则精不流，精不流则气郁"，以"流水""户枢"为例，运用类比思维，用简洁的语言生动论述了"生命在于运动"的思想。华佗在古代气功导引的基础上，模仿虎、鹿、猿、熊、鸟五种动物的活动姿态，创编了一套保健体操，名叫"五禽戏"，一直流传至今，成为人们强身健体的保健操。五禽戏把医疗、护理、体育融于一体，是世界上最早的运动康复护理保健操之一。

（7）音乐疗法。《黄帝内经》提出了音乐疗疾，指出百病生于气、止于音，并根据宫、商、角、徵、羽五种调式的特性与五脏、五志的关系来选曲编排进行治疗。其中《灵枢·五音五味》中详细记载了宫、商、角、徵、羽五种不同音阶所调治的疾病，《素问·金匮真言论》提出了五音与五方、五脏的对应关系。

（四）发展阶段（上）：魏晋南北朝时期（220—589 年）

1. 时代背景

魏晋南北朝是中国几千年文明史上极为罕见的政治黑暗时期，在这一时期，中国经历了空前的政治动荡、分裂割据、民族冲突与融合。战乱频繁、灾荒与兵难荐臻，必然导致疫病流行、尸骸枕藉，百姓颠沛流离。虽然战争频仍，但中医学还是取得了长足的进步，尤其是在急救技术和外伤护理方面。东晋葛洪所著《肘后备急方》集中医急救、传染病科、内科、外科、妇科、五官科、精神科、伤科等于一体，尤其在传染病和寄生虫病的防治方面有许多独到之处，同时也集中医护理各科之大成，是现存最早的急症诊治专著。南齐龚庆宣所编的《刘涓子鬼遗方》是我国现存最早的一部外科专著，其内容主要有外伤、痈疽、湿疹、疥癣的治疗等，该书在痈疽引起的脓毒血症的早期治疗、外伤肠出的医护、切口引流的部位以及消毒手术等方面的论述有独到之处。

2. 护理发展

（1）饮食调护。据《四时御食经》载，魏时已创建"饮食制度"；晋代王叔和在《太平御览》中则指出："食不欲杂，杂则或有所犯，当时或无灾患，积久为人作疾，寻常饮食，每令得所；多餐则令人彭享短气，或至暴疾。"当时的人们已经注意到饮食对疾病的影响并且开始注重术后的饮食护理。《肘后备急方·治卒大腹水病方》记载了腹水的饮食护理："勿食盐，常食小豆饭，饮小豆汁，鲤鱼佳也"；《肘后备急方·治卒上气咳嗽方》治疗咳嗽："陈橘皮、桂心、杏仁（去尖皮，熬）三物等分。捣，蜜丸。每服饭后须茶汤下二十丸。"《刘涓子鬼遗方·治金疮中腹，肠出不能内之，小麦饮喷疮方》中提出，药物纳肠腹后要"十日之内，不可饱食，频食而宜少，勿使病人惊，惊则煞人"。

（2）急救护理。魏晋南北朝时期，急救护理技术得到了发展。《肘后备急方》载人工呼吸曰："治自缢死，心下尚微温……塞两鼻孔，以芦管内其口中至咽，令人嘘之。"《肘后备急方》中食野葛中毒时"以物开口，取鸡子三枚，和以灌之，须臾吐野葛出"的记载，是最早的关于洗胃术的记载。《肘后备急方》记载了简单的腹腔穿刺放腹水法："若唯腹大，下之不去，便针脐下二寸，入数分，令水出，孔合，须腹减乃止。"《肘后备急方》还有最早的有关导尿术的记载："小腹满，不得小便……以竹管注阴，令痛朔之通。"该记载比孙思邈的葱管导尿术还早200多年。

（3）疾病预防。这个时期人们已经有了预防疾病的意识。《肘后备急方》提出艾熏消毒法，"断温病令不相染……又方，密以艾灸病人床四角各一壮，不得令知之，佳也。"艾熏能净化空气，具有防治一些传染病的作用，时至今日，艾熏仍是广大农村地区预防传染病的有效方法之一。

（4）外科护理。该时期连年的征战使得外科护理有所发展。《刘涓子鬼遗方》记载了许多外科病证护理的原则和要求。如对腹部外伤肠管脱出者，还纳时要注意保持环境清洁、安静，还应注意外敷药的干湿，干后即当更换；在"释痈疽色诊"中强调痈疽病人须"绝房室，慎风冷，勿自劳动"。这些护理原则和要求对中医外科护理的发展起到了很大的作用。

（5）中医外治。魏晋南北朝连年的战争导致伤残众多，临床多急症，这不仅为当时的医者提供了大量的临床实践机会，还使外治法得到重视。《肘后备急方》记录的中医外治法有针法、灸法、塞入、熨法、灌注、敷法、熏法、泡洗、膏摩、吹法、推拿等。《肘后备急方》中"爪刺人中良久，又针人中至齿，立起"，指出针刺人中，针刺深度为针尖到达牙齿，能够治疗晕厥，效果立竿见影。针刺人中治疗急性晕厥的方法沿用至今。《肘后备急方》首创腧穴取穴的同身寸法和捏脊法，并对汉代以前的膏摩方进行了总结，其中便有广为流传的"苍梧道士陈元膏"。

（6）儿科方面。魏晋南北朝时期出现了儿科的标志性学术成果——变蒸学说。王叔和是目前已知的第一位提出变蒸学说的医家。他在《脉经·平小儿杂病证》中记载："小儿是其日数应变蒸之时，身热而脉乱，汗不出，不欲食，食辄吐哯者，脉乱无苦也。"他的叙述为后世的变蒸学说开拓了道路，后人在此基础之上进一步观察研究，才确定了小儿变蒸属生理现象，进而研究发现了变蒸的周期与变蒸的机制。

（7）中医养生。魏晋南北朝时期，佛教与道教盛行，其养生理论与儒家之说，对中医养生学的发展产生了极大的推动作用，并丰富了中医养生学的内容。陶弘景的《养性延命录》为现存最早的养生学专著，在理论和方法上均集前代之大成并有所发展，葛洪的《抱朴子》、嵇康的《养生论》、张湛的《养生要集》等较全面地反映了该时期养生学的成就。葛洪提出了老年人的养生方法，认为常服远志和白术能使人聪明和长寿；在护理方法上，他认为大便的通润极为重要，在《抱朴子》中指出"欲得长生腹中清，欲得不死腹无屎"。嵇康极为重视精神因素的作用，他提出"清虚静泰，少私寡欲"的养生观点，把养神与节情欲、弃厚味、服补药、饮清泉、沐朝阳、调五弦等结合起来。

（8）运动疗法。魏晋南北朝时期，由于战乱频发，人们居无定所，生活环境恶劣，只能通过求神拜佛来祈求身体健康、延年益寿，这给导引养生学带来一定影响。此时期战事频繁，民族杂居，文化交流频繁，模仿动物形态的"舞"和"戏"繁荣一时。

（五）发展阶段（下）：隋唐五代时期（581—960 年）

1. 时代背景

隋唐五代是封建社会的繁荣阶段，统治者直接领导和组织医学专业的活动，并且采取了一些促进医学发展的重大政策和措施，如设置太医署教授学生，开始医学分科，规定了医生须经考试才可录用，以及政府主持编修医书等。临床医学专科化的发展，使中医护理学得到进一步的充实和发展。隋朝巢元方编撰的《诸病源候论》是我国第一部病因病机证候学专著，论述了许多疾病的护理，总结出许多专科方面的经验。唐代孙思邈所著的《备急千金要方》不仅是医学的巨著，而且是护理学的经典，书中载有大量的护理技术和丰富的护理内容。唐代王焘的《外台秘要》是一部综合性的巨著，对传染病的论述是其最为突出的贡献。

孙思邈认为"人命至重，有贵千金，一方济之，德逾于此"，因此将自己的两部著作冠以"千金"之名，即《备急千金要方》和《千金翼方》。孙思邈在《备急千金要方》中以"大医习业"和"大医精诚"两篇文章，对医德医风进行了论述，他强调对病者要不分贵贱、一视同仁，告诫医护人员治病要严肃认真、一丝不苟，待人要谦恭诚恳、助人为乐，不可以医术作为获取钱财的手段，要从病人的利益出发，在医疗作风上要有德有体、体表端庄，要有高度的社会责任感，可谓开中国医德规范之先河，至今仍是中医学生入门必学之文章。

2. 护理发展

（1）饮食调护。隋唐五代时期，人们意识到了食疗的重要性。唐代孟诜的《食疗本草》为现存最早的食疗专著，书中收录了可供食用又兼有治疗作用的瓜果、蔬菜、米谷、鸟兽、虫鱼以及加工制品等200余种，系统总结了食疗之效，对食疗的发展具有重要影响。孙思邈主张"食欲数而少，不欲顿而多""勿食生菜、生米、小豆、陈臭物，勿饮浊酒……勿食生肉，一切肉惟须煮烂"，并指出"食毕当漱口数过，令人牙齿不败，口香""食毕当行步踌躇，则食易消""若饮食即卧，乃生百病"。

（2）生活起居调护。这个时期人们已经有了"慎起居，防外邪"的思想，把防范外邪的一些措施具体落实到了平时的生活起居中，使得人们在防病养生方面有章可循，有法可依。《诸病源候论·风口㖞候》指出："夜卧，当耳勿得有孔，风入耳中，喜令口㖞。"即夜晚睡觉时，对着耳朵的墙上不能有小洞，若有小洞，风吹入耳中，会使人口角歪斜。《诸病源候论·风痹候》曰："因汗入水，即成骨痹。"指出出汗后进入水中，就会患骨痹。孙思邈亦指出"湿衣及汗衣皆不可久着""饥忌浴，饱忌沐""沐浴后不得触风冷"等调护注意事项。

（3）护理技术。该时期首创葱管导尿术。我国唐代著名医家孙思邈是世界上第一个发明葱管导尿术的人。"以葱叶除尖头，纳阴茎孔中深三寸，微用口吹之，胞胀，津液大通，即愈。"这一方法比1860年法国人发明的橡皮管导尿术要早1200多年，充分体现了我国古代医家的智慧。

（4）疾病预防。这个时期预防疾病的方法内容丰富、形式多样、简单易行，至今仍对人类的卫生保健事业有重要意义。《诸病源候论》提出了"须服药以防之"的预防思想，对于瘿瘤则指出"诸山水黑土中出泉流者，不可久居，常食令人作瘿病"等，与现代瘿瘤病有地区性，避之则免受其害的观点相吻合。

（5）外科方面。多年的战争使外科得到了发展，外科术后护理也相应地发展起来。《诸病源候论》介绍了外科肠吻合术后的饮食要点，"当作研米粥饮之，二十余日，稍作强糜食之，百日后，乃可进饭耳。饱食者令人肠痛决漏"，此与现代护理中手术后从流质半流质过渡至软饭的饮食护理原则不谋而合。

（6）妇科方面。提出了较为科学的孕产期保健和注意事项。《诸病源候论·妇人妊娠病诸候》记录了北齐徐之才的"十月养胎法"，强调妇女妊娠期间当注意饮食起居及情志调养，妇女妊娠时适当活动，可使"骨气强""胎养盛"，此方法对保护妇女的身体健康有积极的推动作用。《诸病源候论》还介绍了乳痈的护理方法，"手助捻去其汁，并令傍人助嗍引之"，通过将淤积的乳汁排出，而使乳痈消散。这一护理方法一直沿用至今。《备急千金要方》提出，妊娠期妇女，需"居处简静"，要"调心情，和性情，节嗜欲，庶事清净"，并提出孕妇应禁酒及冰浆等饮食禁忌；告诫不能让不洁者进入产房，以保持产房的清洁；指出"妇人产后百日以来，极须殷勤忧畏，勿纵心犯触，及即便行房"。

（7）儿科方面。提出了科学育儿法并提倡母乳喂养。《诸病源候论》书中首列"养小儿候"，提出"小儿始生，肌肤未成，不可暖衣，暖衣则令筋骨缓弱。宜时见风日，若都不见风日，则令肌肤脆软，便易伤损"，主张在风和日丽的时候，抱小儿于阳光下嬉戏，不宜穿着太暖，以使小儿耐受风寒，不易得病。孙思邈在儿科临证护理方面做出了巨大的贡献。对于初生婴儿，孙思邈指出："先以绵裹指，拭儿口中及舌上青泥恶血……若不急拭，啼声一发，即入腹成百疾矣。"此与现代护理首先要保持新生儿呼吸道通畅不谋而合。在婴儿喂养方面，孙思邈指出"若不嗜食，勿强与之，强与之不消，复生疾病""凡乳儿不欲太饱，饱则呕吐"。孙思邈高度重视母乳喂养，认为乳母的饮食、精神状态、健康状态与小儿的身心发育有密切关系。

（8）养老方面。《千金翼方》指出"人年五十以上，阳气日衰，损与日至，心力渐退……食饮无味，寝处不安"，所以在生活上应"常须慎护其事""养老之要，耳无妄听，口无妄言，身无妄动，心无妄念，此皆有益老人也""善养老者，非其书勿读，非其声勿听，非其务勿行，非其食勿食""于四时之中，常宜温食"，饮食"宜轻清甜淡"且"节俭"，不可"贪味伤多"。

（9）养生保健。《诸病源候论》发展和补充了养生技术，如虚劳者可用呼吸法、健身法、揉脐法等增强自身体质。孙思邈高度重视养生之道和食疗，在《备急千金要方》中较系统地阐述了有关生活起居、饮食、情志、用药等方面的知识，提出"须先洞晓病源，知其所犯，以食治之，食疗不愈，然后命药"，把食疗放在药疗之上，而且《备急千金要方》

的各类疾病中，既有药疗方，又有食疗方。孙思邈还提出养生"十二少"：少思、少念、少欲、少事、少语、少笑、少愁、少乐、少喜、少怒、少好、少恶行。

（10）创伤方面。记载了创伤的护理。唐代蔺道人所著的《理伤续断方》是我国现存最早的一部中医骨伤科专著，为创伤的护理提供了宝贵的经验。如对开放性骨折的处理，在清理伤口、骨折复位时，冲洗伤口必用煮沸消毒过的"煎水"，缝合后用净的"绢片包之"，伤口"不可见水着火"，以免感染。《理伤续断方》之内容还涉及外科的冲洗、敷药、包扎、固定、换药等许多护理技术。

（11）温病方面。唐代王焘的《外台秘要》是一部综合性的巨著，其对温病护理的论述，开创了中医发展史上重视温病防治的先河，该书还提出了禁止带菌人进入产房和"不得令家有死丧或污秽之人来探"的探视制度。《外台秘要》还记载了用艾叶、茵陈、苍术等烧熏，控制致病菌在空气中的传播以避免邪毒，防止"卒中恶病及时疫"的方法。

（12）病情观察。我国早在唐代就有了简单的护理记录，可谓是世界上最早的病情观察记录。《外台秘要》记载了对黄疸病的病情观察："每夜小便裹浸少许帛，各书记日，色渐退白，则差"，即将白帛每夜浸在病者的小便里以染色，然后按日期顺序记录下来，对比每日帛上黄色之深浅，以此来判断病情的发展趋势，如果黄色渐退为白色，则表示病愈。

（13）运动疗法。此时期运动疗法的巅峰之作亦是《诸病源候论》，全书突出"汤熨针石，别有正方，补养宣导，今附于后"的导引疗疾思想而未载一方一药，针对内、外、妇、儿、口腔等多科的110种病证提出287条导引法，并对施功的时辰、方向、次数、频率等有明确要求。这些导引的特点是以体操为主，配合吐纳和自我按摩。其中记载的有关导引行气的内容有"龙行气""蛤蟆行气""鸷行气"等。巢元方强调导引应顺应天时，"调身"与"调息"相配合，重在"未病"而补虚。孙思邈强调运动的重要性，在《备急千金要方》和《摄养枕中方》中重点论述了导引养生的理论和方法。孙思邈强调运动的重要性，认为如能"调身按摩，摇动肢节，导引行气""可得一二百年"；强调疾病早期的运动干预，"小有不好，即按摩按捺，令百节通利，泄其邪气"；重视导引，将其作为养生保健之用，"每日必须调气补泻，按摩导引为佳"；提倡运动健身，同时强调"养性之道，常欲小劳，但莫大疲及强所不能堪耳"，强调运动要控制运动量，认为适当运动有利健康，但不可过度劳累。

在隋唐五代时期，出现了不少总结性的医学著作，中医护理也得到了长足的发展。一些护理技术如热熨、药贴、熏洗、排脓（如水蛭吸脓法和火罐拔脓法）等也更加完善。

（六）充实阶段：宋金元时期（960—1368 年）

1. 时代背景

宋金元时期是我国科学技术发展较快、成果较多的时期。造纸术和活字印刷术的发展为医籍的整理、研究及传播创造了条件。这个时期，国家重视医药事业，宋政府设置了翰林医官院、御药院、尚药局等机构，金元政府有太医院等机构。北宋政府主持编撰的《圣济总录》《太平圣惠方》等，不仅对当时有效的医方、验方进行了集结，还广泛收集了内、外、妇、儿、五官等各科的护理经验。其他如钱乙的《小儿药证直诀》、陈直的《养老奉亲书》、陈自明的《妇人大全良方》也分别论述了小儿、老人及妇女的护理方法和特点。宋金元时期医学百家争鸣、百花齐放，出现了著名的"金元四大家"。随着中医学理论的不断完善和临床治疗的不断发展，中医护理也取得了长足的进步。

2. 护理发展

（1）生活起居调护。宋金元时期出现了较全面的记载生活护理的书籍，如陶穀的《清异录》、蒲虔贯的《保生要录》等。《保生要录》可谓是我国较早也较全面的生活起居专著，其指出衣服应随着气候变化及时增减，暑时不可全薄，寒时不可极温，盛暑不可露卧，并提倡用药枕健身防病。

（2）饮食调护。中医历来强调饮食护理的重要性，宋金元时期，随着医药经验、生活经验的丰富，一些医家对饮食护理做了进一步阐述。金元四大家之中，"攻邪派"代表医家张从正主张"养生当论食补"，肯定了饮食养生的重要性；"滋阴派"代表医家朱丹溪在其代表作《格致余论》中，明确提出了饮食养生及致病的观点，认为均衡饮食对人保持健康发挥着重要的作用；"补土派"代表医家李东垣对饮食护理的原理、内容、方法以及忌讳等多个方面都进行了充实完善。北宋官方主持编纂的《太平圣惠方》对宋代之前的饮食理论及临床实践进行了系统的总结，专列卷为"食治篇"，分门别类地收载治疗各种疾病的食疗药膳配方。元代太医忽思慧所著的《饮膳正要》是我国第一部营养学专著，其食疗与食补并重的观点，是中医饮食护理发展史上的里程碑，标志着中医饮食护理理论的成熟。

（3）用药调护。关于煮药、服药的方式方法，在两宋时期的医籍中已有较详细的标准。《太平圣惠方》载："凡煮汤……常令文火小沸，令药味出。煮之调和，必须用意。然则利汤欲生，水少而多取；补汤欲熟，多水而少取。用新布绞之。服汤宁小热，即易消下，若冷，则令人呕逆。"关于"服饵之法"，《太平圣惠方》认为"少长殊途，强羸各异，或宜补宜泻，或可汤可丸，加减不失其宜，药病相投必愈"。《圣济总录》谈到了清利药和补益药的不同服用方法："凡服利汤，贵在侵早，仍欲稍热，若冷则令人吐呕。又须澄清，若浊则令人心闷。大约分为三服，初与一服，宜在最多，乘病人谷气尚强故也。次与渐少，又次最少。若其疏数之节，当问病人，前药稍散，乃可再服""凡服补益丸散者，自非衰损之人，皆可先服利汤，泻去胸腹中壅积痰实，然后可服补药"。此外，服药的多少，要与病人的气血相适应。因人有体质不同，病有新久之分，故须辨证用药。

（4）儿科方面。在小儿生活起居方面，强调衣着冷热寒温适宜，如《格致余论》谈到"童子不衣裘帛"，尤其是裤子不宜选用丝织品和毛皮制品，因为丝毛制品比布温暖，而下半身主阴，得寒凉之气则阴精易于生长，得温暖之气则阴精反易暗耗。在小儿疾病方面，《小儿卫生总微论方》载："儿生下，须当以时断脐……才断脐讫，须用烙脐饼子安脐带上，烧三壮，炷如麦大。若儿未啼，灸至五七壮……上用封脐散封裹之。"认为小儿脐风与成人破伤风是同一种疾病，并发明"烙脐饼子"加以预防。所谓"烙脐饼子"，是将药物制成大小如麦粒的药膏，将药膏置于脐带的创口上并点火燃烧，以杀灭存留在伤口上的微生物。

（5）妇科方面。更加注重妇女妊娠期在饮食、生活、情志等方面应注意的事项和产后的护理。《妇人大全良方》指出，孕妇在妊娠期前五个月之食可与常人无大差异，后五个月因胎儿发育加快，宜调五味以增进食欲，但须有节，以免胎儿发育过快而致难产。书中还以"妊娠逐月服药将息（即护理）法""将护孕妇论"等为题，较详细地论述了孕妇在饮食、生活、情志等方面应注意的事项。对于产后护理，该书强调产妇需充分休息，初产者可用手轻轻自上而下按摩腹部，以促进子宫复原，减少产后出血，防止产后血晕；饮食以易消化的半流质为宜，同时应避免影响产妇身心健康的语言、环境和精神刺激等。

（6）老年方面。宋代陈直的《养老奉亲书》既是中国现存较早的老年保健专著，又是老年病中医护理专著，书中指出老年人"精血耗竭，神气浮弱，返同小儿，全假将护，以助衰晚"，指明老年人调养护理的重要性，尤其强调老年人的食疗护理及生活护理。《养老奉亲书》中详细论述了老年生活起居护理，例如书中介绍老年人要做到"静坐第一，观书第二，看山水花木第三，与良朋讲论第四……"，体现了动静结合的养生原则。书中还介绍了一些养生起居要领："一者少言语，养内气；二者戒色欲，养精气；三者薄滋味，养血气；四者咽津液，养脏气；五者莫嗔怒，养肝气；六者美饮食，养胃气；七者少思虑，养心气。"

（7）运动疗法。随着多方医学流派的兴起，中医形成了"百家争鸣"的全新局面，中医运动疗法也逐渐完善成熟，医家对导引资料进行了汇集、整理和总结，使之有了新的进展，如发展了坐功、简化了导引术、发明了八段锦等。

（七）成熟阶段：明清时期（1368—1911 年）

1. 时代背景

明清时期，中医护理学已进入了成熟阶段。中医护理在病人的治疗康复、妇婴的保健以及老年人的将养方面均占有相当重要的地位。一些综合性著作及内、外、妇、儿、老等专著，均有丰富的中医护理记载。钱襄的《侍疾要语》是现存中医文献中最早较全面地论述中医护理的书，历数了病人精神、生活、饮食、疾病、用药等方面的护理要点，强调情志护理对病人康复的重要作用，并记录了采用音乐消除病人烦躁的护理方法。该书在病室环境设置、陪护制度、探视制度、夜班护理人员职责、病人卧位、人工喂养疗法及长期卧床病人压疮预防的具体措施等方面都有较详细的描述。有的医著中还有专门论述护理的章节，如明代王肯堂所著《证治准绳》一书中有"将护"一节；明代陈实功所著《外科正宗》一书中有"调理须知"一节；清代袁昌龄所著《养生三要》一书中有"病家须知"一节。

2. 护理发展

（1）饮食调护。该时期的中医护理注重饮食调护，如《外科正宗·调理须知》载："饮食须当香燥甘甜，粥饭随其喜恶，毋餐过饱，宜少、宜热、宜浓，方无停滞，又得易化故也。如大疮溃后，气血两虚，脾胃并弱，必制八仙糕，早晚随食数饼以接补真元、培助根本，再熬参术膏。如病人脾胃俱虚、饮食减少、胸膈不宽、饮食无味者，用白术膏三匙，人参膏二匙，清米汤空心化服，喜饮者酒化亦可。"

（2）温病方面。明清时期，温病肆虐，促进了温病学的发展。无论在理法方药方面，还是在病情观察和护理方面，医家都积累了丰富的经验。温病是由温邪引起的以发热为主症的一类急性外感病的总称，因其发病急、传变快，并且有的还具有传染性（温病中具有强烈传染性和流行性的一类疾病又称"瘟疫"），因而严重危害人们的健康，引起众多医家重视。明末吴又可所著的《温疫论》，在"论食""论饮""调理法"三篇专论中，详细论述了温疫病的护理措施。温邪易伤津耗液，若温病病人失液，应予补充，"大渴思饮冰水及冷饮，无论四时，皆可量与"，但"能饮一升，止与半升，宁使少顷再饮"。而对内热烦渴者，应给"梨汁、藕汁、蔗浆、西瓜"，以清热止渴生津。上述描述与现代护理学体液疗法的观点是一致的。清代名医叶天士的《温热论》系统阐明了温病发生、发展的规律，指出了温病卫、气、营、血四个阶段辨证论治和施护的纲领，总结了温病察舌、验齿、辨斑疹等病情观察的方法，指出在观察舌象、判断病情、推测预后的同时还应做好口腔护理。这些都为中医护理学的病情观察增添了新的内容。

（3）消毒隔离。随着对温病研究的深入，对于传染病的消毒、预防隔离等问题，明清时期的医家在继承汉、晋时期有关传染病预防知识的基础上，又提出了一些有效的措施。如清代陈耕道在《疫痧草》中强调："家有疫痧人，吸收病人之毒而发病者为传染，兄发痧而预使弟服药，盍若弟发痧而使兄他居之为妙乎。"清代熊立品在《治疫全书》中写道："当合境延门，时气大发，瘟疫盛行，递相传染之际……勿近病人床榻、染具污秽……勿食病家食菜；勿拾死人衣物。"所说的都是隔离以预防传染的方法。清朝时，朝廷采取隔离措施，特设"查痘章京"一职，专查天花病人，并强令天花病人迁至四五十公里以外居住。

（4）痘接种术。天花是波及面广、危害重、流行史最长的烈性传染病。明清时期已广泛应用人痘接种技术预防天花，为人工免疫法的先驱。

（5）养生保健。明代冷谦在《修龄要旨》一书中提出"养生十六宜"，这套功法是以古代的"修昆仑法五宜"为主，吸收"祛病延年十六句之术"和《灵剑子引导子午记》中若干内容整理而成，此套健身法动作轻缓，简单易学，尤适宜老年人群。清代钱襄的《侍疾要语》是我国最早的中医护理专著，为中医护理学的发展做出了重大贡献。清代名医叶天士在老年病的防护方面还强调"养"，指出"寒暄保暖摄生，尤当加意于药饵之先"，饮食当"薄味"，力戒"酒肉厚味"，"务宜悦开怀""戒嗔怒"。

（6）运动疗法。明清时期，中医运动疗法不仅在理论上有所建树，应用上也越来越注重实践性与普及性，发展与传播的势头也是前所未有的。这一时期，导引术与中医理论结合所形成的运动方法得以发展。以动功为主的导引术在此时达到高潮，八段锦、易筋经、太极拳得到空前的发展与普及。

二、中医护理近代发展史

鸦片战争以后，西方列强开始在我国广泛传播、渗透西方文化，他们通过建教堂、办医院等形式，将西方医疗护理学传入我国。西方国家在我国大量开设医院，医院的护理工作从早期的由外籍护士担任，逐步发展到医院开设护士培训班，招聘中国学员，进一步发展到开办正规护士学校。虽然此时学校培养的是西医护理人才，但形成了经过专业培训的护士队伍，促进了护理学科的发展，也为日后中医护理成为独立学科奠定了基础。

（一）传统中医护理继续发展

近百年来，中医学发展举步维艰，而传统中医护理因模式的迅速改良取得了一定发展。在医疗活动中，医生、徒弟、助手、病人及其家属能够共同承担护理职责，准确地运用中医各种固有护理知识和手段。如在精神护理方面，《医药卫生服侍部》认为，病人对世事应淡然处之，不必过于计较，要努力做到逍遥自在、随缘度日，并在精神上善于自我调节、自我解脱，切忌事事烦恼、怨天尤人。在饮食护理方面，《理瀹骈文》对病人的饮食宜忌极为重视："饮食治法，如发散用姜、葱、蒜，热用椒、茴，凉用瓜、蔗、梨、藕，补用莲、芡、柿、栗、枣、杏，便浸鲫鳗、猪腰、白肺、老鸭、乌鸡、羊肝、牛乳，以及盐、油、糖、蜜、酒、醋、茶水、糕粥之类，古皆疗疾，特有忌者须慎耳。"明确提出某些疾病对一些饮食有禁忌，理当慎之。《理瀹骈文·续增略言》还专门讨论了中风后遗症的护理，如"中风口眼㖞斜，乃经络之病，用生瓜蒌汁和大麦面为饼，炙热熨心头，此治本之法也"。值得注意的是，随着医护经验的积累，特别是我国外治法专书《理瀹骈文》的问世，数十余种中医外治法被创立，不仅满足了当时医疗上"内病外治"的需要，同时也为中医护理提供了许多简便实用的操作技术。如"水肿，捣葱一斤坐身下，水从小便出""治痢，用平胃散炒热敷脐上，冷则易之，又治久痢人虚或血崩肿者，不要用升药，用补中益气汤坐熏"等。此外，《理瀹骈文》还重申瘟疫时病人宜分房别舍，健康人不得与之同住，亲朋亦不能入其室，只留一二身体壮实者服侍病人，以阻断传染源，控制传染病的蔓延。该书还把个人日常卫生与保健、防病、除疾等联系了起来。

（二）中医办学的发展

鸦片战争以后，清朝一些主张"自强求富"的官员，开办了"京师同文馆"，京师同文馆可谓是近代最早的医学院校。名医陈虬在浙江瑞安创办的"利济医学堂"，是近代早期较有影响的医学院校。戊戌变法后，在重庆、广州，众多的医学学校成立。虽然办学条件和规模都很有限，但办学思想、经验、学制、教材、考试和实习制度及课程设置等方面，都为日后成立中医护理学校奠定了基础。

（三）创办中医院

此时期，近代西方教会在我国设立诊所，继而扩建或兴建医院。处在中西医争论时期的中医界有识之士对此深有感触，他们大胆尝试，艰苦创业，兴办中医院。如江苏孟河医家丁甘仁先后在沪南、沪北办起了广益中医院，一边医疗，一边从事临床教学。丁甘仁的得意门生秦伯未，创办了中医疗养院，设病床百余张，供中医学生临床实习。再如当时中医界名流李平书，创办了神州医院和上海医院，并在上海南京路兴建了粹华制药厂，可谓数千年来未有之创举。此外，还有神州医药总会创办的沪南神州医院，由朱鸿寿出任院长的宝山县刘行乡中西普通医院，杨燧熙创办的镇江京江医院和清心医院，以及蔡章创建的江湾医院等，皆可谓中医界兴办医院的先驱。

（四）护士队伍形成

鸦片战争以后，随着西方列强文化侵略的逐步深入，帝国主义开始在我国各通商口岸和大都市开设医院。最初这些医院的护士全由外籍人士担任，后来各医院根据需要也招收少量中国学员，培养他们担任护理工作，他们可能是我国最早的护士。至20世纪初，各西方国家教会、政府甚至个人在中国设立的医学院校、护士学校日益增多，在1890—1915年，仅教会学校就有23所，另有护士学校、药学校及助产学校36所。这些教学机构为中国培养了大量医学护理人才，中国的护理队伍得以形成。

三、中医护理现代发展史

（一）中医护理起步阶段

中华人民共和国成立后，大力开展了对中医药学的继承发扬和研究工作，各地相继成立了中医教学和研究机构、中医院和中医病房，为中医护理的发展和提高创造了良好的条件。1956 年，南京中医学院附属卫校率先在全国开设了中医护理专业。中医护理专业的设立，培养了首批中医护理专业人才。1958 年，由南京中医学院附属医院编著、江苏人民出版社出版的中国第一部中医护理专著《中医护病学》问世，供中医护士学校教学所用。后经两年护理教学实践，积累了不少新经验，编者对《中医护病学》做了补充、修改，于 1960 年撰写了《中医护理学概要》，为中医护理学成为一门独立的学科奠定了基础。

（二）中医护理发展阶段

随着人民群众对中医药服务的需求逐渐增大，国家对中医药事业大力支持，相继出台了多项支持中医护理发展和完善的政策。中共中央、国务院在 2009 年出台的医改方案《中共中央 国务院关于深化医药卫生体制改革的意见》（中发〔2009〕6 号）中提出"采取扶持中医药发展政策，促进中医药继承和创新"。2015 年，国务院办公厅印发的《中医药健康服务发展规划（2015—2020 年）》指出："充分发挥中医药特色优势，加快发展中医药健康服务，是全面发展中医药事业的必然要求，是促进健康服务业发展的重要任务，对于深化医药卫生体制改革、提升全民健康素质、转变经济发展方式具有重要意义。"随后，全国各省市相继出台辖区内的《中医药健康服务发展规划》，中医药事业进入了大力发展的新时代。2016 年，为全面提高中医药科技创新能力，提升科技创新对中医药事业发展的支撑引领作用和对经济社会发展的贡献率，国家中医药管理局印发了《关于加快中医药科技创新体系建设的若干意见》。2016 年，我国进入全面建成小康社会决胜阶段，国务院印发了《中医药发展战略规划纲要（2016—2030 年）》，希望"到 2020 年，实现人人基本享有中医药服务""到 2030 年，中医药治理体系和治理能力现代化水平显著提升，中医药服务领域实现全覆盖，中医药健康服务能力显著增强"。2021 年，国务院办公厅印发了《关于加快中医药特色发展若干政策措施》，提出"更好发挥中医药特色和比较优势，推动中医药和西医药相互补充、协调发展"。国家政策的相继出台为中医护理的发展提供了前所未有的契机。

1. 中医护理教育发展

中医护理教育起步于 20 世纪中叶。20 世纪 60 年代初，在南京举办的第一期中医护理培训班，开启了中医护理教育的进程。1973 年和 1974 年，北京、南京等地创办中医护（卫）校，随后全国各地几十所中医院校陆续开设了中医护理专业。

1984 年，党和政府决定恢复高等护理教育。1985 年，北京中医学院（现北京中医药大学）率先成立了中医护理系，开始招收中医护理专业大专生。之后，全国有 10 所中医学院相继开办了中医护理大专班。1999 年，首届中医护理本科班在广州中医药大学招生，从而揭开了中医护理高等教育新的一页。2000 年以后，全国有 23 所中医院校开办了中医护理本科教育，部分院校还开设了中医护理涉外教育等专业。2003 年，南京中医药大学招收首届中西医结合护理专业硕士研究生；2009 年，南京中医药大学护理学院成为全国首个中西医结合护理专业博士点，开始招收中西医结合护理专业博士研究生，从而形成了从中专、大专、本科到硕士、博士的完整的中医护理学教育体系，标志着中医护理学完整教育体系的正式形成。

2. 中医护理门诊建设

国家对中医护理日益重视，2016 年，国家卫生计生委印发了《全国护理事业发展规划（2016—2020 年）》，明确指出要"大力开展中医护理人才培养，促进中医护理技术创新和学科建设，推动中医护理发展""充分发挥中医护理在疾病治疗、慢病管理、养生保健、康复促进、健康养老等方面的作用"，由护士主导的中医护理门诊应运而生、蓬勃发展。1997 年，首个护理咨询门诊便在河南省人民医院成立，而中医护理门诊是护理门诊的重要分支，由出诊护士采用中医基础理论评估就诊者，随后制订个体化中医护理方案，如中医护理健康指导、中医特色护理技术等。2006 年广东省中医院针对糖尿病、高血压、中风、肛肠病、盆腔炎五种疾病，开设了我国最早的中医护理门诊。随后，在江苏、浙江、天津、河南等地相继开设了中医护理门诊。中医护理门诊由具有中西医结合护理资质及丰富中医护理经验的护理人员出诊，通过辨证施护，运用中医适宜技术，为病人提供中医传统疗法、中医养生保健、专科疾病康复指导、健康咨询等服务，把中医特色护理从病房延伸到门诊，从而实现疾病治疗与预防的关口前移，同时也符合国家卫生健康事业发展的需要。2017 年，北京市中医管理局委托北京市中医护理能力提升工程办公室组织开展前期调研、论证，形成专科中医护理门诊建设方案，在 8 家医院内开设中医专科护理门诊，门诊涵盖皮肤科、骨科、乳腺科、眼科等科室，也包括疼痛、糖尿病足等疾病的中医专科护理。中医护理门诊作为一种中医药服务模式，符合社会发展要求，是对医疗的有益补充。中医护理门诊以专科优势为特色，为门诊病人提供集专科护理、康复护理、养生保健、慢病管理于一体的综合护理服务，可满足病人的多样化需求。为中医专科护士开展工作提供服务平台，充分展示中医专科护理优势，传承、创新、发展中医护理，全面提升中医护理水平。

3. 中医护理人才培养

在中医护理专科人才培养路径中，开展中医医院新入职护士规范化培训、中医护理骨干人才培养、中医治疗专科护士培训。参照国家卫生计生委办公厅印发的《新入职护士培训大纲（试行）》、国家中医药管理局发布的有关中医住院医师规范化培训系列政策文件，融入中医护理特色，开展新入职护士规范化培训工作，强化护理基础人才培养。在中医护理骨干人才的培养上，形成独具优势的"国家级－市级－区级"中医护理骨干人才培养模式。2020 年，首批中医治疗专科护士的培养使得中医院护士在医院开展的护理工作更加规范化和专业化。新入职护士规范化培训、中医护理骨干人才培养、中医治疗专科护士的培养模式为逐步培养中医护理专家夯实了基础。

4. 特色中医护理发展

2016 年，国务院印发了《中医药发展战略规划纲要（2016—2030 年）》，明确了未来 15 年我国中医药发展方向和工作重点。同年，《中医药发展"十三五"规划》《全国护理事业发展规划（2016—2020 年）》相继发布，对未来 5 年中医护理临床辨证施护水平、中医特色护理水平提出了进一步的要求。面对新形势，北京中医药大学东方医院充分发挥中医护理特色优势，做了多方面的努力，满足群众健康需求。

首先，明确学科定位，不断完善、发展中医护理理论，将现代技术与中医特色疗法相结合，突出中医特色。比如中药面膜技术，用现代技术将中药制作成面膜并结合负氧离子喷雾治疗，充分发挥中药的作用；中药雾化吸入，将中药与现代雾化技术相结合，以吸入的氧气为载体，通过弥散作用使药物进入肺循环，迅速发挥药效，减少了抗生素药物的使用量及使用时间。中医护理技术是中医护理学的精华，直接影响中医护理学的发展水平，而中医护理发展的目标和任务就是运用有效、简便、价廉的中医护理技术防病治病，解除病患的痛苦，使祖国医学在新时期得到更好的传承与弘扬。

其次，转变理念，深化中医护理服务内涵。新形势下，中医护理应充分体现整体观念和治未病的特色，在优化专科专病住院病人中医护理方案的基础上，探讨、梳理、总结专科专病延续性中医护理的相关内容。北京中医药大学东方医院"一证一品"专科护理示范病房的建立，既是深化中医护理专业内涵建设的管理模式的体现，又是提升专科护理品质及病人住院满意度的有效方法。"一证一品"专科护理模式，是从病人角度出发，实施全方位护理，为病人提供细致、系统、人性化、同质化的护理服务，可以体现护士的专业价值，塑造专科护理的品牌。通过在专科疾病中开展"一证一品"专科护理示范病房的建设，科室形成了相应疾病的专科护理结构化和标准化护理方案。"一证一品"专科护理模式是对常规护理模式的优化，是更具有指导性和规范性的护理标准，可操作性强，对促进病人康复具有积极意义。运用"一证一品"专科护理模式可提高专科护理质量。

再次，完善中医护理门诊建设，借鉴西医专科护理门诊建设经验，进一步明确中医护理门诊服务的定位，细化服务内容，为病人提供中医特色突出的专业化服务。北京中医药大学东方医院中医护理门诊的建立，为门诊病人提供了集专科护理、康复护理、养生保健、慢病管理于一体的综合护理服务，可满足病人多样化的需求。病人在中医护理门诊就诊，由当天坐诊的专家为其进行体质辨识，提供健康咨询、专科护理干预、情志调适等。通过中医望、闻、问、切四诊，收集与病因、病变、病情有关的资料，结合体质辨识结果，以人的体质为认知对象，从体质状态及不同体质的特性，把握健康与疾病的整体要素与个体差异，运用中医学"天人合一""恬淡虚无""阴阳平衡""春夏养阳、秋冬养阴"等养生理论，发挥中药"简、便、验、廉"的优势，为病人提供相应的治疗、预防、养生方法，进行"因人制宜"的干预。

目前,中医护理门诊主要应用中药膏摩技术、中药蜡疗技术、中药面膜技术、储药罐技术、穴位贴敷技术、中药涂药技术、中药熏蒸技术、中药泡洗技术等中医护理技术。中药膏摩技术常与其他推拿技术综合应用于内、外、妇、儿、五官等科，治疗风湿痹病、中风偏瘫、口眼㖞斜、痛风、骨损肿痛、伤筋、感冒、咳嗽、鼻炎、小儿抽动症、便秘、夜啼、惊风、厌食等；中药蜡疗技术适用于各种慢性疾病引起的疼痛、损伤及劳损，如挫伤、扭伤、外伤性滑囊炎、腱鞘炎、骨膜炎、肌肉损伤、关节功能障碍、关节强直、瘢痕挛缩、循环障碍等，以及外伤或手术后遗症，如瘢痕粘连及浸润等；中药面膜技术适用于痤疮、玫瑰痤疮、黄褐斑等；储药罐技术适用于头痛、腰背痛、颈肩痛、失眠及风寒型感冒所致咳嗽等，疮疡、毒蛇咬伤的急救排毒等；穴位贴敷技术适用于恶性肿瘤、各种疮疡及跌打损伤等疾病引起的疼痛，消化系统疾病引起的腹胀、腹泻、便秘，呼吸系统疾病引起的咳喘等；中药涂药技术适用于跌打损伤、烫伤、烧伤、疖痈、静脉炎、压疮等；中药熏蒸技术，是借用热力和中药药理作用熏蒸患处以达到疏通腠理、祛风除湿、温经通络、活血化瘀效果的一种治疗方法；中药泡洗技术适用于外感发热、失眠、便秘、皮肤水肿及双下肢麻木发凉等。中医护理门诊合理应用上述技术，可促进其临床应用的良性循环。中医护理门诊可为中医专科护士开展工作提供服务平台，充分展示中医专科护理的优势，促进中医传承创新的发展，全面提升中医护理水平。

中医护理学是一门古老而又年轻的学科，它同中医学同源，来源于民间，植根于大众，值得我们不断探索其内涵、认知其价值。中医护理工作者应紧抓机遇，直面挑战，发挥专业优势，服务全民健康。

参考文献：

[1] 张先庚. 历代中医护理古籍荟萃 [M]. 北京：中医古籍出版社，2010.

[2] 穆欣，张春宇. 中医护理适宜技术 [M]. 北京：中国中医药出版社，2021.

[3] 胡凯文. 肿瘤绿色调护技术 [M]. 北京：北京科学技术出版社，2021.

[4] 徐桂华，胡慧. 中医护理学基础 [M]. 北京：中国中医药出版社，2016.

[5] 韩非，陈奇猷. 韩非子新校注 [M]. 上海：上海古籍出版社，2000.

[6] 李慧玲，吕友仁. 礼记 [M]. 郑州：中州古籍出版社，2010.

[7] 徐昌盛. 绝代奇书：《淮南子》精解 [M]. 武汉：华中科技大学出版社，2018.

[8] 司马迁. 史记 [M]. 北京：北方文艺出版社，2019.

[9] 张先庚，彭德忠，梁小利，等. 中医护理学发展史及其展望 [J]. 辽宁中医杂志，2011，38（1）：56-57.

[10] 裘锡圭. 长沙马王堆汉墓简帛集成 [M]. 北京：中华书局，2014.

[11] 杨天宇. 周礼译注 [M]. 上海：上海古籍出版社，2004.

[12] 马小蓓. 北京市中医院中医护理健康教育与技术操作应用现状的调查研究 [D]. 北京：北京中医药大学，2012.

[13] 佚名. 黄帝内经·素问 [M]. 北京：中国医药科技出版社，2016.

[14] 张仲景. 伤寒论 [M]. 北京：中国医药科技出版社，2013.

[15] 吴普，等. 神农本草经 [M]. 孙星衍，孙冯翼翼，曹瑛校注. 北京：中国医药科技出版社，2018.

[16] 马锦章. 中医基础护理学 [M]. 北京：中国中医药出版社，2002.

[17] 唐玲. 传承创新发展，全面提升中医护理能力——北京市中医护理能力提升工程专栏导语 [J]. 中西医结合护理，2021，7（3）：1-3.

[18] 赵君谊. 魏晋南北朝时期江苏中医发展史研究 [D]. 南京：南京中医药大学，2016.

[19] 梅全喜. 葛洪《肘后备急方》研究 [M]. 北京：中国中医药出版社，2018：4.

[20] 胡慧，石国凤. 中医护理基础 [M]. 北京：中国中医药出版社，2020.

[21] 段亚平，张培琴. 中医护理学基础 [M]. 贵阳：贵州科技出版社，2013.

[22] 孙理军，李翠娟. 诸病源候论发微 [M]. 北京：中国中医药出版社，2019.

[23] 沈爱明，魏素华. 中医护理学 [M]. 南京：东南大学出版社，2015：9-10.

[24] 张素秋，陈丽丽，周姣媚，等. 以中医护理重点专科建设推动学科发展 [J]. 中国护理管理，2013，13（10）：4-6.

[25] 刘又嘉，贺璐，龙承星，等. 中医阴阳平衡与微生态平衡契合性探析 [J]. 中国中医药信息杂志，2017，24（4）：5-8.

[26] 云杰. 如何理解《内经》"春夏养阳秋冬养阴" [J]. 检验医学与临床，2011，8（14）：1789-1790.

[27] 马洪瑶，申俊龙，徐浩，等. 中医药特色社区健康管理的理论依据与路径创新 [J]. 中国全科医学，2014，17（13）：1543-1546.

第三章

中医绿色调护操作

一、中药膏摩技术

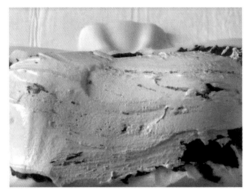

中药膏摩技术

【概念】

中药膏摩技术，是指在人体体表涂抹中药膏剂，然后施以按摩手法，使手法和药物相互促进，从而提高治疗效果的一种技术。它将药物与按摩手法有机地结合在一起，是预防和治疗疾病的一种有效手段。

【历史沿革】

1. 中医古籍记载

中药膏摩技术是一种古老而独特的治疗方法，记载于众多的中医古籍中。该法最早见于帛书《五十二病方》，用于治疗皮肤瘙痒和冻疮等皮肤病。至《黄帝内经》成书年代，出现了膏的制备和治疗应用方面的记载。《灵枢·经筋》中载："卒口僻……治之以马膏，膏其急者……为之三拊而已。"马膏即马脂，拊即摩也。再三拊摩，是中药膏摩与一般膏药外敷的不同之处。

张仲景在《金匮要略》中把膏摩列入保健预防方法，"膏摩"一词即首见于该书。

华佗是第一位较系统地运用膏摩治病的医家。《后汉书·华佗传》云："有人苦头眩，头不得举，目不得视，积年……濡布拭身体……以膏摩被覆……立愈。"《三国志·华佗传》曰:"若病在肠中，便断肠湔洗，缝腹膏摩。"可见华佗已将膏摩作为一种术后常规技术使用。另据《诸病源候论》《备急千金要方》《外台秘要》等记载，华佗还曾运用中药膏摩技术治疗"伤寒始得一日在皮肤"。

两晋南北朝时期，中药膏摩技术进一步发展。王叔和在《脉经》里论述了膏摩可用作痹痛的辅助治疗。葛洪是第一位系统论述膏摩的医家，他在《肘后备急方》中明言此书中可用于膏摩的膏方有 7 张，使膏摩成为证、法、方、药齐备的治法体系。至此，膏摩的治疗范围大为扩充，对内、外、妇、五官科诸病均有涉及。

隋唐时期，《诸病源候论》在记载用膏摩治疗伤寒的同时还言明了膏摩可用于"时气、热病、温病"，孙思邈的《千金翼方》中反复出现中药膏摩，王焘的《外台秘要》更是引用了大量文献资料并提供了诸多膏摩方的原始出处。

宋代，《太平圣惠方》对中药膏摩进行了较系统的历史性总结，《太平惠民和剂局方》对膏做了"可摩之膏"和"可服之膏"的区分，《圣济总录》对膏摩理论进行了总结。《幼幼新书》和《小儿卫生总微论方》作为宋代重要的儿科专著，对宋以前小儿膏摩的发展情况做出总结，不仅收集了先前中医古籍中有关儿科的膏摩方，还收录了当时的诸如张涣等儿科医家医著中的膏摩方。

明代，李时珍所著《本草纲目》中有膏摩方的具体描述。

清代，陈梦雷主编的《古今图书集成医部全录》中无新的膏摩方可见，但民间书籍中有对中药膏摩的记载，如《嵊县志》载:"道人无名氏，不知何来……凡针药所不到者，能刳割湔洗，若华佗然……道人用麻沸散抹其胸，刳之，开七八寸许……以膏摩割处，四五日差，噎亦愈。"

综上所述，历代中医古籍为后人留下了关于中药膏摩技术的大量宝贵资料，指导着现代中医学家传承并发展此项技术，造福于广大人民。

2. 现代医家研究

随着历史的前进，中药膏摩技术经历了先秦时萌芽、魏晋隋唐时发展、宋元明清时鼎盛、民国至近代淡出医学视野的几个阶段。当时代跨入 21 世纪，随着疾病谱的改变与国家推广中医药步伐的加快，非药物治疗越来越受到重视，中药膏摩这项传统疗法再次在临床作为中医适宜技术得到了广泛而系统的应用。

现代医家，如王光清编著的《中国膏药学》在"风湿病膏药"项下收载了古代方书中的几首中药膏摩方，并对其重新命名。俞大方主编的《高等医药院校教材：推拿学（供针灸专业用）》以及与其他医家合编的《中医推拿学》中也介绍了数例中药膏摩方。

同时，现代医家认为现代中药膏摩疗法与古代中药膏摩疗法的区别主要表现在三个方面。一是治疗病证发生了变化。二是膏剂的制作方法不同。古代大多以醋为溶剂对药物进行浸泡或煎煮，浸泡时间为一夜，掌握火候的方法多为三上三下法，膏剂成型时，多用猪油进行合膏。现代制作摩膏的方法多为先将药物研磨打粉，将药粉浸泡在 75% 乙醇中 24 小时，然后加入适量凡士林，加热，以各成分充分融合且不焦为度，冷却备用。三是作用手法不同。古代文献中记载的大多是对"膏"的讨论，而对"摩"记载较少，而现代医家则在用膏的基础上运用擦、推、摩等手法，再施以对症常规推拿。

膏摩介质的选择也颇有讲究，多数医家选择水剂、油剂、膏剂作为膏摩介质。但经验丰富的名老中医，在夏天易出汗的部位膏摩时，为防止皮肤破损，会选择滑石粉作为介质；而在外感表证中，为达到发汗解表的目的，则会选择葱姜水、薄荷水作为介质。

现代研究表明，摩擦类手法不仅可使膏摩药物透过皮肤，还可提高局部温度，扩张血管，加速血液循环。膏摩疗法具有独特的治疗与保健作用，可以滑利关节，疏通经络，促进气血运行，调整脏腑功能，增强人体抗病能力，故而被广泛用于骨科、儿科、皮肤科、内科等科疾病的治疗，也因此，中药膏摩技术被历代医家推崇为上医治未病的四大外用技法之一。

不论是在两千多年前的秦汉时期，还是在日新月异的今天，中药膏摩技术都未曾消失在岁月中，而是被无数医者所传承，这足以证明它的重要性与实用性。未来，我们应更好地发挥"药"与"摩"的综合作用，充分考虑影响疾病的各方面因素，辨证选药配伍，扬长避短，提高疾病的治愈率。

【适应证】

中药膏摩技术常与其他推拿技术综合应用于内、外、妇、儿、五官等科，治疗风湿痹痛、中风偏瘫、口眼㖞斜、痛风、骨损肿痛、伤筋、感冒、咳嗽、鼻炎、小儿抽动症、便秘、夜啼、惊风、厌食等。

【技术创新点】

我们总结多年应用中医外治法治疗乳腺增生症的经验，研发出了以理气活血、通络散结为主要功效的乳痛愈药膜治疗本病，在临床取得了良好效果。乳痛愈药膜以檀香、陈皮为君，共奏理气开郁、宽胸畅膈、化痰散结之效；香附、紫苏、白芷芳香理气、疏肝解郁、行气定痛，丁香温阳散结，共为臣药；佐以丹参活血温经通络，诸药辛温芳香走窜，集疏肝理气、散结通络于一体。诸药打粉，以水为介质调和成糊剂，外涂于患处，配合穴位按摩，其效可直达病所，止痛消癖。外敷以煅石膏，可利用其散热功能，更好地将药物导入患部，渗透于乳腺，改善局部微循环，消除组织硬结。该法还可避免橡皮膏、胶布等赋形物的使用，最大限度地减少赋形物刺激皮肤造成的过敏等不良反应。

【乳腺中药膏摩技术操作】

1. 评估

（1）病室环境、温度。

（2）病人的病情、临床表现、既往史、中药过敏史、是否妊娠或在月经期。

（3）病人乳房局部皮肤情况。

（4）病人的心理状况及配合程度。

2. 告知

（1）乳腺中药膏摩技术的治疗时间、作用及简单的操作方法。

（2）按揉局部穴位可能会有轻微的酸、麻、胀、痛等不适，属正常现象。

（3）药膜涂于局部皮肤，皮肤感觉温热属正常现象。

（4）操作过程中如有皮肤瘙痒不适等，及时告知护士。

（5）膏摩治疗前后注意保暖。

3. 物品准备

治疗盘、治疗碗、纱布、敷药板、中药粉、石膏、温水、毛巾、手消毒液，必要时备屏风。

4. 操作流程

（1）核对医嘱，评估病人，告知病人相关注意事项。

（2）携用物至床旁，协助病人取平卧位，暴露治疗部位，袒露双乳，使病人尽量放松，同时注意保暖以防外感，必要时用屏风遮挡。

（3）用温毛巾清洁病人局部皮肤。

（4）调制药膜：取中药粉 170 g、温水 300 ml，倒入治疗碗，调成糊状。

（5）穴位按摩：取膻中穴、膺窗穴、乳中穴、乳根穴、期门穴，将药膜均匀涂抹在相应穴位上，在病人双侧乳房及腋下平铺纱布，用中指及食指以点按的手法进行按摩，按摩时间约 1 分钟。

（6）敷药膜：将调制得软硬适中的药膜，用敷药板均匀涂敷在病人双侧乳房及腋下。

（7）调制石膏：取石膏 50 g，温水 70 ml，倒入治疗碗，调成糊状。

（8）敷石膏：将调成糊状的石膏敷于药膜上，石膏需覆盖包裹住药膜。与病人保持交流，放松其心情，以提高治疗效果。

（9）治疗时间：20分钟。治疗过程中，密切观察病人的反应，询问病人有无不适。

（10）取药膜：治疗结束，取下药膜及石膏，用温毛巾擦拭病人局部皮肤，观察其局部皮肤情况，询问其有无不适。

（11）协助病人着衣，整理床单位，处理用物，洗手。

（12）记录。

5. 注意事项

（1）中药过敏者禁用。

（2）儿童、孕妇、经期妇女、皮肤破溃者禁用。

（3）乳痛愈药膜为外用药，禁止内服。

参考文献

[1] 李强. 论《千金方》对推拿学的贡献 [J]. 按摩与导引，1986（4）：1-3.

[2] 湛昊宸，李华南，张玮，等. 膏摩疗法应用现状文献分析 [J]. 中医杂志，2017，58（3）：255-257.

[3] 李智，李静. 古代膏摩发展简史 [J]. 山东中医药大学学报，2011，35（2）：161-163.

[4] 周志锦，陈鹏，黄选美. 中药膏摩疗法的药物配伍 [J]. 中医杂志，2008，49（12）：1142.

[5] 王金贵，王艳国，王丽，等. 膏摩的历史发展 [J]. 中国民间疗法，2010，18（11）：5-6.

中药膏摩技术操作流程图

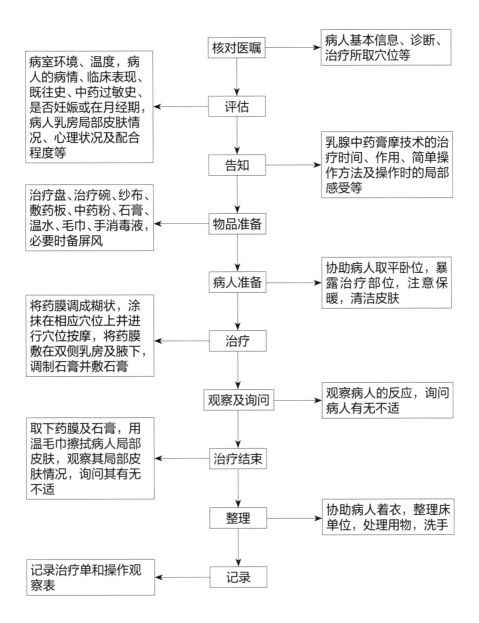

病室环境、温度，病人的病情、临床表现、既往史、中药过敏史、是否妊娠或在月经期，病人乳房局部皮肤情况、心理状况及配合程度等 ← 评估

核对医嘱 → 病人基本信息、诊断、治疗所取穴位等

告知 → 乳腺中药膏摩技术的治疗时间、作用、简单操作方法及操作时的局部感受等

治疗盘、治疗碗、纱布、敷药板、中药粉、石膏、温水、毛巾、手消毒液，必要时备屏风 ← 物品准备

病人准备 → 协助病人取平卧位，暴露治疗部位，注意保暖，清洁皮肤

将药膜调成糊状，涂抹在相应穴位上并进行穴位按摩，将药膜敷在双侧乳房及腋下，调制石膏并敷石膏 ← 治疗

观察及询问 → 观察病人的反应，询问病人有无不适

取下药膜及石膏，用温毛巾擦拭病人局部皮肤，观察其局部皮肤情况，询问其有无不适 ← 治疗结束

整理 → 协助病人着衣，整理床单位，处理用物，洗手

记录治疗单和操作观察表 ← 记录

中药膏摩技术操作考核评分标准

项目	分值	技术操作要求	评分说明
仪表	2	仪表端庄、戴表	仪表形象不佳扣1分，未戴表扣1分，最高扣2分
核对	2	核对医嘱	未核对扣2分，核对不全扣1分，最高扣2分
评估	3	病室环境、温度，病人的病情、临床表现、既往史、中药过敏史、是否妊娠或在月经期	未评估扣3分，评估少一项扣1分，最高扣3分
	2	敷药部位皮肤情况、心理状况	未评估扣2分，评估少一项扣1分，最高扣2分
告知	4	膏摩的治疗时间、作用、简单的操作方法及操作时的局部感受	未告知扣4分，告知少一项扣1分，最高扣4分
用物准备	2	洗手，戴口罩	未洗手扣1分，未戴口罩扣1分，最高扣2分
	4	备齐并检查用物	未备齐用物扣2分，未检查用物扣2分，最高扣4分
环境与病人准备	3	病室整洁，光线明亮，温度适宜	未准备环境扣3分，准备不充分扣1分，最高扣3分
	7	协助病人取平卧位，充分暴露治疗部位，保暖，保护隐私	未进行体位摆放扣2分，未充分暴露治疗部位扣1分，未保暖扣2分，未保护隐私扣2分，最高扣7分
操作过程	2	核对医嘱	未核对扣2分，核对不全扣1分，最高扣2分
	2	清洁局部皮肤，观察局部皮肤情况	未清洁扣1分，未观察扣1分，最高扣2分
	2	调制药膜：将中药粉调成糊状	药膜调制不正确扣2分，最高扣2分
	8	穴位按摩：取膻中穴、膺窗穴、乳中穴、乳根穴、期门穴。将药膜均匀涂抹在相应穴位上，在病人双侧乳房及腋下平铺纱布，用中指及食指以点按的手法进行按摩，按摩时间约1分钟	选取穴位错误扣2分，按揉力度不合适扣2分，药膜未均匀涂抹在相应穴位上扣2分，未铺纱布扣2分，按摩时间不足扣2分，最高扣8分
	10	敷药膜：将调制得软硬适中的药膜，用敷药板均匀敷在病人双侧乳房及腋下	药膜调制过稀或过稠扣5分，药膜外溢扣5分，最高扣10分
	4	调制石膏：取石膏50g，温水70ml，倒入治疗碗，调成糊状	调制石膏不正确扣4分，最高扣4分
	8	敷石膏：将调成糊状的石膏敷于药膜上，石膏需覆盖包裹住药膜	石膏未覆盖包裹住药膜扣4分，石膏外溢扣4分，最高扣8分
	2	与病人保持交流，询问有无不适	未询问病人感受扣2分，最高扣2分
	2	敷药时间：20分钟	时间不合理扣2分，最高扣2分
	2	取药膜：治疗结束，取下药膜及石膏，清洁皮肤	未清洁皮肤扣2分，最高扣2分
	4	观察局部皮肤情况，询问有无不适	未观察局部皮肤扣2分，未询问扣2分，最高扣4分
	2	协助病人着衣，整理床单位	未协助病人着衣扣1分，未整理床单位扣1分，最高扣2分
	2	洗手，再次核对医嘱	未洗手扣1分，未核对扣1分，最高扣2分

续表

项目	分值	技术操作要求	评分说明
操作后处置	2	按《医疗机构消毒技术规范》处理用物	未处理扣 2 分，处理方法不正确扣 1 分，最高扣 2 分
	2	洗手	未洗手扣 2 分，最高扣 2 分
	1	记录	未记录扣 1 分，最高扣 1 分
评价	6	流程合理、技术熟练、病人局部皮肤无损伤、询问病人感受	一项不合格扣 2 分，最高扣 6 分
理论提问	5	乳腺中药膏摩的适应证	回答不全扣 2 分，未答出扣 5 分，最高扣 5 分
	5	乳腺中药膏摩的注意事项	回答不全扣 2 分，未答出扣 5 分，最高扣 5 分
得分			

主考老师签名：　　　　　　　　　　　　　考核日期：　　　年　　月　　日

二、中药蜡疗技术

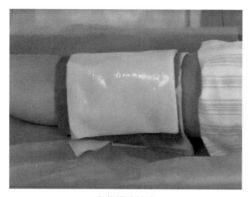

中药蜡疗技术

【概念】

中药蜡疗技术，是将医用石蜡、中药膏热敷于病变关节、肌肉的皮肤，协同石蜡的温热效应，中药的活血化瘀、祛湿除寒作用，通过皮肤对药物的渗透吸收，调整人体经络气血的功能，促进机体的阴阳平衡，达到防病治病、改善症状目的的一种操作方法。

【历史沿革】

1. 中医古籍记载

东晋葛洪在《肘后备急方》中记载了蜡疗，如在"疗猘犬咬人方"中载有"火炙蜡，以灌疮中"。南北朝陈延之《小品方》载有"治狐刺方"："以热蜡灌疮中，又烟熏之，令汁出，愈。"这些简单的蜡疗方法，不仅利用了蜡的温热作用，也利用了蜡的药物作用。南北朝徐之才在《徐王方》中记载："蛇毒螫伤，以竹筒合疮上，熔蜡灌之效。"

唐代蜡疗法已逐步完善和盛行，刘禹锡的《传信方》记载："用蜡半斤销之，涂旧绢帛上，随患大小阔狭，乘热缠脚，须当脚心，便着袜裹之。冷即易，仍贴两手心。"

北宋药学家唐慎微所著《经史证类备急本草》中有葛洪、孙思邈、刘禹锡用热蜡外治疾病的记载。

元代的朱丹溪指出："白蜡属金，禀受收敛坚强之气，为外科要药。"

明代的医药学家李时珍在《本草纲目》中记载蜡疗法"用蜡二斤，盐半斤，于鏒罗中溶令相入，捏作一兜鍪，势可合脑大小，守头致额，其痛立止也"。

清代吴师机在《理瀹骈文》中写道："外治之理，即内治之理；外治之药，亦即内治之药，所异者法耳。"说明外治法也可以达到与内治法一样的治疗效果。中药外治法可以使中药直接作用于病人的病变部位，通过透皮吸收达到治疗局部或全身疾病的目的，操作简便，且无明显不良反应，适合病人长期使用。内病外治作为我国传统医学治疗方法的一个重要分支，不仅避免了口服药经消化道吸收可能会引起的不良反应，还可达到与内服相同的效果。

清代祁坤所著的《外科大成》是中国外科史上"正宗派"代表著作，该书对蜡疗也有所记载。清代官修的《医宗金鉴·外科心法要诀》中对蜡疗的操作方法及适应证等均有载述。吴师机也指出"若使皮肤皱揭，蜡润其肌"，将蜡疗用于康复期病人，可以消除瘢痕、润肌美容。

在医疗技术不发达的古代，用蜡来治疗疾病是一项伟大的创举，蜡疗与针灸、推拿等一起构成了中医理疗学的基础。

2. 现代医家研究

近年来，中医外治法因操作简便、疗效显著、起效快、不良反应轻微而临床应用广泛。中药蜡疗是基于中医理论知识，将医用石蜡与中药封包结合应用于患处的一种治疗方法，具体方法为在中药局部外敷的同时再敷以热蜡。现代研究表明，石蜡作为从石油中提取出来的一种高分子碳氢化合物，加热后能够释放出大量的热能，其温热作用可渗透至皮下1 cm，作为热导体作用于患处，可使毛细血管扩张、血流加速，还能消肿止痛、软化松解粘连的结缔组织，从而起到缓解症状、治疗疾病的作用。外敷中药膏直接作用于患处，可以祛风散寒、疏经活血，直达病所，改善局部血液循环，促进气血流畅，从而促进炎症吸收，缓解或消除临床症状。石蜡与中药膏的有机结合，既可发挥中药消炎止痛、舒筋活血的作用，又可使中药之功效与蜡疗的温热效应和机械压迫效应相融合。这两个治疗因素的互相增强，可达到通经活络、活血化瘀、消肿止痛的效果。此外，中药蜡疗技术又是一种集穴位刺激、药物渗透、温热疗法等多种治疗因素于一体的综合疗法。

总而言之，中药蜡疗能促进血液循环，使局部皮肤毛细血管扩大、血流加快，推动血液和组织液的循环，使组织潴留之水液被消化吸收、引发疼痛之物质被清除，减轻疼痛造成的焦虑不安。现代医家论证，蜡疗在治未病科的健康干预中已取得了一定成果，其能够缩短治疗时间、降低医疗费用，并达到防病、治病和康复的目的。医家林兴良探讨石蜡在治未病科的应用，指出石蜡疗法可用于对风寒湿痹证、阳虚证及外伤、骨折愈合期病人的疼痛、肿胀、肢体功能活动障碍的健康干预。甘肃中医药大学附属医院何天有教授主编的《实用中医蜡疗学》中对中药蜡疗技术有详细的记载论述。

现在，蜡疗技术这一珍贵遗产被不断改良、完善，在中医学领域持续发挥着重要作用。

【适应证】

中药蜡疗技术适用于各种慢性疾病引起的疼痛、损伤和劳损，如挫伤、扭伤、创伤性滑膜炎、腱鞘炎、骨膜炎、肌肉损伤、关节功能障碍、关节强直、瘢痕挛缩、循环障碍等；外伤或手术后遗症，如瘢痕粘连及浸润等。

【技术创新点】

中药蜡疗技术是一种集穴位刺激、药物渗透、温热疗法等于一体的综合疗法。我院室研发的中药蜡疗方剂，充分发挥了延胡索的行气活血止痛作用，川牛膝的活血通络作用，独活、威灵仙的祛风散寒、通经活络作用，天麻的镇痛作用。

蜡疗技术可以放松皮肤、肌肉，解除肌肉痉挛，有利于关节的康复；同时还可以促进局部血液循环，加速疼痛介质的排出，达到减轻疼痛的目的。

【中药蜡疗技术操作】

1. 评估

（1）病室环境、温度。

（2）病人的病情、临床表现、既往史、中药过敏史、是否妊娠或在月经期。

（3）治疗部位皮肤情况。

（4）病人的心理状况及配合程度。

2. 告知

（1）中药蜡疗的治疗时间、作用、简单的操作方法及注意事项。

（2）操作时的局部感受，如果出现灼痛感、瘙痒等，及时告知护理人员，避免烫伤。

3. 物品准备

治疗盘、医用蜡块、熔蜡仪、量杯、塑封袋、中药粉、温水、治疗碗、敷药板、无纺布、毛巾、测温仪、一次性中单、保鲜膜、手消毒液，必要时备屏风。

4. 操作流程

（1）核对医嘱，协助病人取合理体位，充分暴露治疗部位，使病人尽量放松，清洁局部皮肤，同时注意保暖以防外感，必要时用屏风遮挡。

（2）准备蜡袋：将医用蜡块放入熔蜡仪熔化后，用量杯量取 200 ~ 250 ml 蜡液灌入一次性塑封袋里，排出空气，然后封口，制成厚度为 0.5 ~ 1.0 cm 的蜡袋。

（3）调制中药膏：用温水将中药粉调成中药膏，铺于无纺布上，放至蜡袋上加热，测量中药膏中心点温度，中心点温度以 38 ~ 43℃为宜。

（4）敷中药膏：在治疗部位下平铺一次性中单，将温度、厚度适宜的中药膏敷于治疗部位上。

（5）敷蜡袋：将温度、厚度适宜的蜡袋覆盖于中药膏上，外用保鲜膜包裹固定。

（6）治疗时间：30 分钟。治疗过程中，密切观察病人的反应，询问病人有无不适。

（7）取蜡袋及中药膏：治疗结束后，取下蜡袋及中药膏，清洁皮肤，观察病人局部皮肤情况，询问其有无不适。

（8）协助病人着衣，整理床单位，处理用物，洗手。

（9）记录。

5. 注意事项

（1）时刻观察病人局部皮肤情况，询问其有无不适感。当病人皮肤出现过敏现象，要立即报告医生。

（2）防止蜡液流出，不能用力挤压，蜡疗部位操作时间一般为 30 分钟。

（3）对虚弱、高热、恶性肿瘤、活动性肺结核、有出血倾向的疾病、重症糖尿病、甲状腺功能亢进症、慢性肾功能不全、感染性皮肤病病人，以及孕产妇、婴儿禁止实施此项操作。

参考文献

[1] 陈佩仪. 中医护理学基础 [M]. 北京：人民卫生出版社，2012.

[2] 王政研. 头针结合蜡疗对脑梗死患者肢体肌张力影响的临床观察 [D]. 哈尔滨：黑龙江中医药大学，2008.

[3] 董均成. 干扰电、牵引、蜡疗、电针联合治疗腰椎间盘突出症的疗效观察 [J]. 中国临床新医学，2013，6（7）：645-646.

[4] 王野，白一辰. 针刺结合中药蜡疗治疗腕管综合征 [J]. 长春中医药大学学报，2016，32（3）：552-554.

[5] 管垒. 膝骨关节炎中药外敷及针灸治疗的研究 [D]. 广州：广州中医药大学，2010.

[6] 熊淑英，杨阳，余兆仲，等. 中药湿敷配合蜡泥治疗气滞血瘀型腰椎间盘突出症 53 例 [J]. 江西中医药大学学报，2016，28（5）：62-64.

[7] 颉旺军, 吴建民, 赵彬元, 等. 针刺、推拿配合蜡疗治疗膝关节骨性关节炎临床疗效观察 [J]. 亚太传统医药 ,2014, 10（8）：73–74.

[8] 江东梅. 中医护理对提高类风湿性关节炎患者生活质量的临床研究 [J]. 云南中医中药杂志, 2018, 39（5）：91–92.

[9] 倪角角, 金芳梅. 蜡疗配合护理干预治疗类风湿性关节炎 35 例 [J]. 西部中医药, 2016, 29（4）：124–126.

[10] 粟华, 龚秀英, 胡志斌. 推拿配合蜡疗治疗创伤性肩周炎 64 例临床观察 [J]. 四川中医, 2016, 34（2）：180–182.

中药蜡疗技术操作流程图

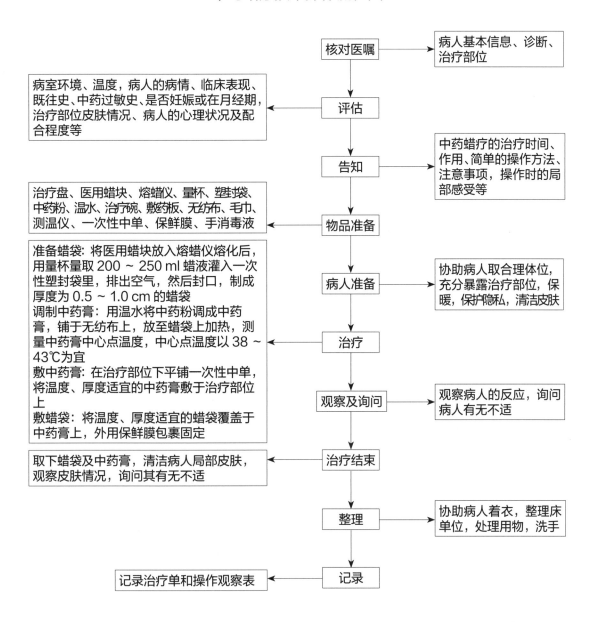

核对医嘱 → 病人基本信息、诊断、治疗部位

病室环境、温度，病人的病情、临床表现、既往史、中药过敏史、是否妊娠或在月经期、治疗部位皮肤情况、病人的心理状况及配合程度等 ← 评估

告知 → 中药蜡疗的治疗时间、作用、简单的操作方法、注意事项，操作时的局部感受等

治疗盘、医用蜡块、熔蜡仪、量杯、塑封袋、中药粉、温水、治疗碗、敷药板、无纺布、毛巾、测温仪、一次性中单、保鲜膜、手消毒液 ← 物品准备

准备蜡袋：将医用蜡块放入熔蜡仪熔化后，用量杯量取 200 ~ 250 ml 蜡液灌入一次性塑封袋里，排出空气，然后封口，制成厚度为 0.5 ~ 1.0 cm 的蜡袋
调制中药膏：用温水将中药粉调成中药膏，铺于无纺布上，放至蜡袋上加热，测量中药膏中心点温度，中心点温度以 38 ~ 43℃为宜
敷中药膏：在治疗部位下平铺一次性中单，将温度、厚度适宜的中药膏敷于治疗部位上
敷蜡袋：将温度、厚度适宜的蜡袋覆盖于中药膏上，外用保鲜膜包裹固定

病人准备 → 协助病人取合理体位，充分暴露治疗部位，保暖，保护隐私，清洁皮肤

治疗

观察及询问 → 观察病人的反应，询问病人有无不适

取下蜡袋及中药膏，清洁病人局部皮肤，观察皮肤情况，询问其有无不适 ← 治疗结束

整理 → 协助病人着衣，整理床单位，处理用物，洗手

记录治疗单和操作观察表 ← 记录

中药蜡疗技术操作考核评分标准

项目	分值	技术操作要求	评分说明
仪表	2	仪表端庄、戴表	仪表形象不佳扣1分，未戴表扣1分，最高扣2分
核对	2	核对医嘱	未核对扣2分，核对不全扣1分，最高扣2分
评估	3	病室环境、温度，病人的病情、临床表现、既往史、中药过敏史、是否妊娠或在月经期	未评估扣3分，评估少一项扣1分，最高扣3分
	2	治疗部位皮肤情况、心理状况	未评估扣2分，评估少一项扣1分，最高扣2分
告知	4	中药蜡疗的治疗时间、作用、简单的操作方法、注意事项及操作时的局部感受	未告知扣4分，告知少一项扣1分，最高扣4分
用物准备	2	洗手，戴口罩	未洗手扣1分，未戴口罩扣1分，最高扣2分
	4	备齐并检查用物	未备齐用物扣2分，未检查用物扣2分，最高扣4分
环境与病人准备	3	病室整洁，光线明亮，温度适宜	未准备环境扣3分，准备不充分扣1分，最高扣3分
	7	协助病人取合理体位，充分暴露治疗部位，保暖，保护隐私	未进行体位摆放扣2分，未充分暴露治疗部位扣1分，未保暖扣2分，未保护隐私扣2分，最高扣7分
操作过程	2	核对医嘱	未核对扣2分，核对不全扣1分，最高扣2分
	2	清洁局部皮肤，观察局部皮肤情况	未清洁扣1分，未观察扣1分，最高扣2分
	6	准备蜡袋：将医用蜡块放入熔蜡仪熔化后，用量杯量取200～250 ml蜡液灌入一次性塑封袋里，排出空气，然后封口，制成厚度为0.5～1.0 cm的蜡袋	准备蜡袋不正确扣4分，过厚或过薄扣2分，最高扣6分
	8	调制中药膏：用温水将中药粉调成中药膏，铺于无纺布上，放至蜡袋上加热，测量中药膏中心点温度，中心点温度以38～43℃为宜	调制不正确扣6分，温度过高或过低扣2分，最高扣8分
	10	敷中药膏：在治疗部位下平铺一次性中单，将温度、厚度适宜的中药膏敷于治疗部位上	未铺一次性中单扣2分，中药膏调制过硬或过软扣4分，中药膏外溢扣4分，最高扣10分
	8	敷蜡袋：将温度、厚度适宜的蜡袋覆盖于中药膏上，外用保鲜膜包裹固定	蜡袋未完全覆盖中药膏扣4分，未用保鲜膜包裹扣4分，最高扣8分
	2	与病人保持交流，询问有无不适	未询问病人感受扣2分，最高扣2分
	2	治疗时间：30分钟	时间不合理扣2分，最高扣2分
	2	治疗结束：取下蜡袋及中药膏，清洁皮肤	未清洁皮肤扣2分，最高扣2分
	4	观察局部皮肤情况，询问有无不适	未观察局部皮肤扣2分，未询问扣2分，最高扣4分
	2	协助病人着衣，整理床单位	未协助病人着衣扣1分，未整理床单位扣1分，最高扣2分
	2	洗手，再次核对医嘱	未洗手扣1分，未核对扣1分，最高扣2分

续表

项目	分值	技术操作要求	评分说明
操作后处置	2	按《医疗机构消毒技术规范》处理用物	未处理扣2分，处理方法不正确扣1分，最高扣2分
	2	洗手	未洗手扣2分，最高扣2分
	1	记录	未记录扣1分，最高扣1分
评价	6	流程合理、技术熟练、病人局部皮肤无损伤、询问病人感受	一项不合格扣2分，最高扣6分
理论提问	5	中药蜡疗的适应证	回答不全扣2分，未答出扣5分，最高扣5分
	5	中药蜡疗的注意事项	回答不全扣2分，未答出扣5分，最高扣5分
得分			

主考老师签名：　　　　　　　　　　　考核日期：　　　年　　月　　日

三、中药面膜技术

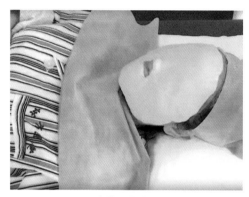

中药面膜技术

【概念】

中药面膜技术，是指由石膏和中药粉按照适当比例混合均匀后制作成的面膜，在面部和外界之间形成一层暂时密闭的屏障，使皮肤温度升高、角质层水分含量增加、毛孔张开，让药物充分渗透吸收，达到治疗某些皮肤病和保健皮肤目的的一种方法。

【历史沿革】

1. 中医古籍记载

中药面膜研究历史源远流长，古今医家多有论述记载于中医古籍中。

秦汉至魏晋时期，记载中医药美容药物和方剂的书籍大量涌现。我国第一部本草专著《神农本草经》是药物和食膳美容的理论之源，记载了 160 余种与美容相关的药物。集中反映魏晋时期药学成就的《本草经集注》载有美容中药 70 余种。晋代葛洪的《肘后备急方》载有美容药方 147 首，且书中列有美容专篇，有"疗人面无光润，黑䵟及皱，常敷面脂方"。

隋代，第一部中医药化妆品专著《妆台方》出现了，这是第一部全书都记载化妆美容方剂的医籍。

最早有关面膜护肤的史料记载与女皇武则天有关。据说，武则天一生注重养生，80 岁高龄时仍然保持着青春时的容貌，不显衰老。《新唐书》说武则天"虽春秋高，善自涂泽，虽左右不悟其衰"。武则天之所以到老仍保持皮肤细嫩，与她终生坚持使用一则中药美容秘方"神仙玉女粉"有很大关系。后来这一秘方被收录入《新修本草》，流传至今。

唐代政治稳定、经济繁荣，是中药化妆品发展的兴盛时期。孙思邈所著《备急千金要方》中专辟了"妇人面药"一篇，书中刊载美容秘方130 余首，详细地记载了美容方剂的组成、配制、功效和用法，涉及毛发、唇齿、皮肤、体味、衣着等方面，有治"唇焦枯无润"的"润脾膏"；有治"面黑不净"的"澡豆洗手面方"；有"令面光悦，却老去皱"的"面膏方"；有"令人面白净"的"悦泽方"；还有"去粉滓""治面皮粗涩""治手皴干燥少润""治口及身臭令香"等治疗面部疾患或美化面容、皮肤、毛发、肢体的方剂，这些方剂制作精良，剂型多样，用法各异，为中医美容的发展做出了重要贡献。

明代李时珍的《本草纲目》全书收载美容药物 500 余种，每一味药后都简介了该药对面部疾患的作用及主要使用方法，如"楼实，去手面皱，悦泽人面。同杏仁、猪胰研涂，令人面白"。

清代的《医宗金鉴》记载了一个名为"玉容散"的配方，该方将白莲蕊、白牵牛、白僵蚕以及绿豆粉等共同研末，然后调稠，将之敷于面部，最后清洁干净，这就是早期的中药面膜的雏形。

综上所述，中医古籍为后人留下了大量的关于中药面膜的宝贵资源，为中药面膜的发展做出了巨大的贡献。

2. 现代医家研究

追溯中华医史，秦汉至魏晋时期涌现了大量记载美容药物的书籍，隋唐时期中药化妆品逐渐兴盛，明清时期中药面膜有了早期的雏形。进入 21 世纪，中医药快速发展，中药面膜也越来越受到重视，受到很多人的喜爱并被应用。

现代医家认为，现代中药面膜与古代中药面膜的区别主要表现在三个方面。一是中药面膜由单一功效转变为多种功效。古代的中药面膜多是将中药粉末调成糊状涂脸，美容作用单一。现代的中药面膜根据中草药的功效，可以分为营养类、祛斑类、去脂类、祛除粉刺类、增白类等。二是针对性有所变化。传统中药面膜的中药成分大多具有清热解毒、活血化瘀、养血润肤等作用。但是在当今临床应用时，医生会根据不同的病证和皮肤需求调整配方。三是面膜的形式变得多种多样，过去只是将中药粉末调成糊状涂在脸上，现在中药面膜形式有粉状面膜、膏状面膜、剥离面膜、石膏面膜等。

现代研究表明，中药面膜具有可直接作用于皮损、疗程短、效果显著、防治并重、操作方便的优势，充分地体现了中医的"治未病"思想。临床常用的中药面膜为一种固化剥离型面膜，是将中草药和熟石膏混合，使用时用水调和成糊状，涂敷于面部。由于熟石膏与水会发生水合反应，产生热量，并逐渐固化成型，使用过后须将固化了的面膜整块剥离，故这种面膜又被称为剥离面膜。在使用剥离面膜时利用石膏在凝固过程中发热的特性，加速了面部的血液循环，促进了皮肤对中药的吸收，起到了减轻局部炎症、淡化色素、清洁皮肤和毛孔的作用，从而达到治疗和美容的目的。本书下文所说的中药面膜，特指剥离面膜。

【适应证】

中药面膜技术适用于痤疮、色斑等。

【技术创新点】

我院总结多年应用中医外治法治疗皮肤病的经验，研发出了以清热燥湿、解毒散结为主要功效的中药面膜，在临床取得了良好效果。

治疗痤疮的中药面膜以大黄、黄连、白花蛇舌草为主药材并混合以熟石膏。大黄、黄连有清热解毒燥湿之功，白花蛇舌草又可解毒以消痈散结。敷面膜前先用安尔碘消毒局部皮肤，再以无菌探针挑治脓头及粉刺栓，然后涂以痤疮膏。痤疮膏是由凡士林、氧化锌等作为基质并添加适量上述药材经高温熬制而成。痤疮膏在中药面膜敷面之前均匀涂于面部，能在以上中药发挥作用之时起到润泽、保护面部皮肤的作用。痤疮膏犹如面部皮肤和面膜之间的一层保护膜，使得在剥离面膜时不容易损伤面部肌肤。在痤疮膏上敷中药面膜，面膜在凝固过程中产生的热效应，可加速皮肤的血液循环，促进外用药物的渗透，从而在短期内达到消炎和修复皮损的目的，对缩短疗程、提高治愈率和有效率起到了很大作用。

用中药面膜治疗色斑的方法同痤疮，只是面膜中的药物组成有别。

【中药面膜技术操作】

 1. 评估

（1）病室环境、温度。

（2）病人的病情、临床表现、既往史、中药过敏史、是否妊娠或在月经期。

（3）病人局部皮肤情况。

（4）病人心理状况及配合程度。

2. 告知

（1）中药面膜的治疗时间、作用、简单的操作方法及注意事项。

（2）操作过程中如有皮肤瘙痒不适等，及时告知护士。

（3）痤疮病人，在治疗过程中，皮肤会出现疼痛感；治疗后，清疮部位出现的红印会在 2 ～ 3 天内自然消退。

3. 用物准备

治疗盘、生理盐水、无菌纱布、油纱条、棉签、自制祛斑膏、中药石膏粉、温水、治疗碗、敷药板、治疗巾、颈巾、喷雾装置、手消毒液。

4. 操作流程

（1）核对医嘱，评估病人，告知相关注意事项。

（2）协助病人取合理体位，充分暴露治疗部位，使病人尽量放松，同时注意保暖。

（3）治疗巾包住头发，铺颈巾，用生理盐水擦拭清洁面部皮肤。

（4）往负氧离子喷雾水杯中加纯净水至标准刻度，待喷雾装置喷出蒸汽后，持续喷雾 5 ～ 10 分钟。

（5）在色斑病人面部涂抹祛斑膏，穴位按摩 10 分钟。

（6）眉毛、眼睛、嘴唇用油纱条覆盖，加以保护。

（7）用 40℃ 左右的温水将中药石膏粉调成糊状，均匀涂抹于面部，等候 20 ～ 30 分钟，待面膜干后，轻轻取下，用温水擦拭病人面部，观察其面部皮肤情况，询问其有无不适。

（8）整理床单位，处理用物，洗手。

（9）记录。

5. 注意事项

（1）使用前应清洁病人面部。

（2）使用膏状面膜时，不要涂抹得太靠近眉毛、眼睛、嘴唇，与眼周应保持 0.5 cm 以上的距离。

参考文献

[1] 杨顶权. 中医美容之路——传承创新, 整合发展 [J]. 皮肤科学通报, 2017, 34（6）: 629–630.

[2] 时红磊, 王笑青, 王雅丽. 试论《本草纲目》中鼾黑斑治疗用药规律 [J]. 吉林中医药, 2007, 27（3）: 58–59.

[3] 王长宏. 仙方活命饮加减治疗痤疮 116 例的体会 [J]. 中国民族民间医药, 2021（13）:113.

中药面膜技术操作流程图（痤疮）

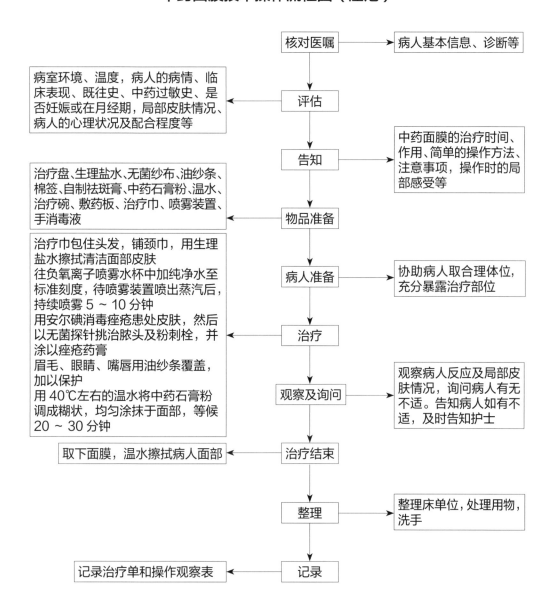

核对医嘱 → 病人基本信息、诊断等

病室环境、温度，病人的病情、临床表现、既往史、中药过敏史、是否妊娠或在月经期，局部皮肤情况、病人的心理状况及配合程度等 ← 评估

告知 → 中药面膜的治疗时间、作用、简单的操作方法、注意事项，操作时的局部感受等

治疗盘、生理盐水、无菌纱布、油纱条、棉签、自制祛斑膏、中药石膏粉、温水、治疗碗、敷药板、治疗巾、喷雾装置、手消毒液 ← 物品准备

治疗巾包住头发，铺颈巾，用生理盐水擦拭清洁面部皮肤
往负氧离子喷雾水杯中加纯净水至标准刻度，待喷雾装置喷出蒸汽后，持续喷雾 5～10 分钟
用安尔碘消毒痤疮患处皮肤，然后以无菌探针挑治脓头及粉刺栓，并涂以痤疮药膏
眉毛、眼睛、嘴唇用油纱条覆盖，加以保护
用 40℃左右的温水将中药石膏粉调成糊状，均匀涂抹于面部，等候 20～30 分钟
← 治疗

病人准备 → 协助病人取合理体位，充分暴露治疗部位

治疗 ← （见左侧）

观察及询问 → 观察病人反应及局部皮肤情况，询问病人有无不适。告知病人如有不适，及时告知护士

取下面膜，温水擦拭病人面部 ← 治疗结束

整理 → 整理床单位，处理用物，洗手

记录治疗单和操作观察表 ← 记录

中药面膜技术操作考核评分标准

项目	分值	技术操作要求	评分说明
仪表	2	仪表端庄、戴表	仪表形象不佳扣1分，未戴表扣1分，最高扣2分
核对	2	核对医嘱	未核对扣2分，核对不全扣1分，最高扣2分
评估	3	病室环境、温度、病人的病情、临床表现、既往史、中药过敏史、是否妊娠或在月经期	未评估扣3分，评估少一项扣1分，最高扣3分
	2	面部皮肤情况、心理状况	未评估扣2分，评估少一项扣1分，最高扣2分
告知	4	面膜的治疗时间、作用、简单的操作方法及操作时的局部感受	未告知扣4分，告知少一项扣1分，最高扣4分
用物准备	2	洗手，戴口罩	未洗手扣1分，未戴口罩扣1分，最高扣2分
	4	备齐并检查用物	未备齐用物扣2分，未检查用物扣2分，最高扣4分
环境与病人准备	3	病室整洁，光线明亮，温度适宜	未准备环境扣3分，准备不充分扣1分，最高扣3分
	7	协助病人取平卧位	未进行体位摆放扣7分，体位摆放不正确扣4分，最高扣7分
操作过程	2	核对医嘱	未核对扣2分，核对不全扣1分，最高扣2分
	2	治疗巾包住头发，铺颈巾，用生理盐水擦拭清洁面部皮肤，负氧离子喷雾5~10分钟	未用治疗巾包住头发扣1分，未铺颈巾扣1分，未清洁皮肤扣1分，未喷够时间扣1分，最高扣2分
	8	用安尔碘消毒痤疮患处皮肤，然后以无菌探针挑治脓头及粉刺栓，并涂以痤疮药膏	未消毒扣4分，未涂痤疮药膏扣4分，最高扣8分
	10	眉毛、眼睛、嘴唇用油纱条覆盖加以保护	未覆盖眉毛扣3分，未覆盖眼睛扣4分，未覆盖嘴唇扣3分，最高扣10分
	6	用40℃左右的温水将中药石膏粉调成糊状	水温不合适扣2分，调制石膏稀稠不合适扣4分，最高扣6分
	8	敷面膜：将面膜均匀涂抹于面部	面膜未覆盖面部扣4分，石膏外溢扣4分，最高扣8分
	2	与病人保持交流，询问其有无不适	未询问病人感受扣2分，最高扣2分
	2	面膜护理时间：20分钟	时间不合理扣2分，最高扣2分
	2	面膜护理：治疗结束，取下面膜，温水擦拭面部	未清洁皮肤扣2分，最高扣2分
	4	观察局部皮肤情况，询问有无不适	未观察局部皮肤扣2分，未询问扣2分，最高扣4分
	2	整理床单位	未整理床单位扣2分，最高扣2分
	2	洗手，再次核对医嘱	未洗手扣1分，未核对扣1分，最高扣2分
操作后处置	2	按《医疗机构消毒技术规范》处理用物	未处理扣2分，处理方法不正确扣1分，最高扣2分
	2	洗手	未洗手扣2分，最高扣2分
	1	记录	未记录扣1分，最高扣1分
评价	6	流程合理、技术熟练、病人局部皮肤无损伤、询问病人感受	一项不合格扣2分，最高扣6分
理论提问	5	中药面膜技术的适应证	回答不全扣2分，未答出扣5分，最高扣5分
	5	中药面膜技术的注意事项	回答不全扣2分，未答出扣5分，最高扣5分
得分			

主考老师签名：　　　　　　　　　　　　考核日期：　　　年　　　月　　　日

四、储药罐技术

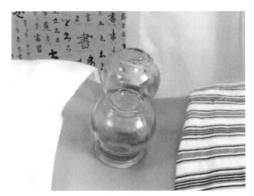

储药罐技术

【概念】

储药罐技术，是在传统火罐技术的基础上，在罐中加入不同成分的中药液，利用燃烧、抽吸、蒸汽等方法造成罐内负压，使罐吸附于腧穴或体表的一定部位，然后局部皮肤吸收药力，通过穴位与经络发挥药力，最终达到祛风散寒、舒筋止痛疗效的中医外治技术。

【历史沿革】

1. 中医古籍记载

拔罐疗法有着悠久历史，古称"角法"。早在原始社会时期，人们就将牲畜的角（如牛角、羊角等）磨成有孔的筒状，刺激痈疽后，用角筒吸出脓血，这便是最早的拔罐疗法。其最早的文字记载见于我国现存最早的医方书《五十二病方》中，在治疗痔疾部分有"以小角角之，如熟二斗米顷，而张角，系以小绳，刳以刀"的记载。

晋代医家葛洪所撰的《肘后备急方》中，有以制成罐状的兽角吸拔脓血毒汁，治疗疮疡脓肿的记载。在南北朝时期的《姚氏方》中则有"若发肿至坚而有根者，名曰石痈，当上灸百壮……痈疽、瘤石、结筋、瘰疬皆不可就针角，针角者，少有不及祸者也"的记载。

唐代孙思邈在《备急千金要方》中重申了《姚氏方》中的观点，将其作为针角疗法禁忌证提出，然而缺少在方式、方法上的进一步说明。日本医家丹波康赖撰于公元982年的《医心方》中，对此部分内容进行了补充。

唐代医学家王焘在《外台秘要》中记载："患瘰疬等病……即以墨点上记之，取三指大青竹筒，长寸半，一头留节，无节头削令薄似剑，煮此筒子数沸，及热出筒，笼墨点处按之良久，以刀弹破所角处，又煮筒子重角之，当出黄白赤水，次有脓出，亦有虫出者，数数如此角之，令恶物出尽，乃即除，当目明身轻也。"可见在唐代始用竹筒代替角筒、陶筒，这也是最早记载的竹罐制作和以水煮罐的吸拔方法，是水罐法的雏形。同时对拔罐疗法的适应证、操作方法、罐具等有了进一步的认识。唐太医署设医、针、按摩、咒禁四种，又将医科分为体疗（内科）、疮肿（外科）、少小（儿科）、耳目口齿（五官科）、角法（拔罐疗法）五科，说明角法不单为拔毒吸脓之外科用法，同时又是兼具理论、操作和临床的比较完整的独立学科。

宋代医家唐慎微编著的《经史证类备急本草》中记载："治发背，头未成疮及诸热肿痛，以竹筒角之。"《太平圣惠方》指出："凡痈疽发背，肿高坚硬，脓稠焮盛，色赤者宜水角；陷下，肉色不变，软慢稀者不宜水角。"又言："疽之萌生而水角，则内热之毒畏冷，逼之却入腠理，深可衰也。"从不同角度对角法（拔罐疗法）的适应证和禁忌证进行了论述。凡红肿高大、阳热实证为拔罐适应证；反之，痈疽初起或阴寒虚证则为禁忌证。

到了明代，《外科正宗》及《外科启玄》中对角法的记载更加详细，称角法为"吸法"或"煮竹罐法"。《医心方》指出："取竹罐一头留节，削去青皮，随着疮疡大小用之。药煮热竹筒一个，按在疮口上，血脓水满了，竹筒子自然落下……如脓多未尽，再煮一二遍竹筒，更换吸，脓尽为度。"首次提出了以中药煮竹罐用于临床的治疗方法。

清代的拔罐疗法在各方面均有了进一步发展。《医宗金鉴》首次把辨证用药和拔罐疗法紧密结合起来，专门记载了先用针刺，继用中草药煮罐，然后拔之的针药筒疗法。《理瀹骈文》一书中记载了风邪头痛、破伤风以及黄疸病等内科疾病的拔罐疗法。《本草纲目拾遗》对拔罐疗法做了更为详细的论述，介绍了火罐的出处、形状、适应证、操作方法及优点等。同时，该时期的火罐已是由窑户专门烧制的、有特定形状的陶瓷器具，并被销售于市。

综上所述，历代中医古籍为后人留下了关于拔罐技术的大量宝贵经验，指导着现代中医学家发扬此项技术，造福于广大人民。

2.现代医家研究

清末民初，随着针灸学的衰落，拔罐疗法的发展基本处于停滞状态。直到新中国成立，国家重新重视对民间疗法的研究，才使得拔罐疗法逐渐发展起来，尤其在近数十年间，拔罐疗法取得了突破性进展，成为中医学的一个重要疗法。

拔罐疗法的罐具种类由古代的兽角、竹筒、陶罐，发展为金属罐、玻璃罐、塑料罐、橡胶罐，乃至生物陶瓷罐、负离子能量罐、磁疗罐、红外线罐、激光罐等现代罐具。玻璃罐和塑料罐应用最广，已成为主要的拔罐器具。在拔罐的操作方法上，出现了很多简便有效的方法。有利用火力排去空气的火罐法，包括闪火法、投火法、架火法、滴酒法、贴棉法等；利用煮水排去空气的水罐法；利用注射器或其他方法抽去空气的抽气罐法等。操作手法也由单纯的拔罐，发展出走罐、闪罐、按摩拔罐，并与其他疗法配合应用。在临床应用方面，也由单纯地吸脓排血，发展为治疗包括内、外、妇、儿、骨伤、皮肤、五官等科疾病在内的上百种疾病。

近年来，拔罐与其他穴位刺激法结合而形成的疗法日趋增多，山东孟氏拔罐研究所孟宪忠所长，根据自己多年来的临床经验，研制出一种把特制负压拔罐与中药外治、磁疗有机结合的新型医疗器械，创立并完善了被称为"孟氏中药拔罐"的新疗法。目前，拔罐疗法已成为在临床治疗、康复治疗和保健养生等领域普遍使用且效果显著的治疗方法。

【适应证】

储药罐技术适用于头痛、腰背痛、颈肩痛、失眠及风寒咳嗽等；也可用于疮疡、毒蛇咬伤的急救排毒等。

【技术创新点】

我院总结多年应用中医外治法治疗项痹病颈肩疼痛伴活动受限的经验，研发出了以活血化瘀、通络散结、止痛为主要功效的储药罐，用之于临床并取得了良好的治疗效果。我院在传统拔罐疗法的基础上，经实践，创新性地将药物放入罐中，药罐合用，充分发挥拔罐和药物的双重作用，标本兼治。该法可以避免药物对消化道的刺激，减轻肝肾负担，提高药物疗效，起到温通经络、祛风散寒、消肿止痛、活血化瘀的作用。

在临床治疗中，储药罐疗法效果明显优于传统拔罐疗法。药方使用羌活胜湿汤加味，由羌活、独活、藁本、防风、川芎、蔓荆子、葛根、僵蚕、炙甘草组成。可用于外感风湿之邪侵犯肌表所致的头痛、身体肌肉关节痛、身体沉重、难以转侧等症状。其中羌活善于祛上部的风湿之邪，独活祛下部之邪，藁本、防风祛风除湿，川芎活血祛风、甘草和中，共奏祛风通络之功。临床常用于颈椎病、腰背部肌筋膜炎、腰肌劳损、腰椎间盘突出、椎管狭窄、风湿性关节炎、类风湿性关节炎、肩周炎、肩袖损伤等。实施储药罐治疗及中医护理能够在极大程度上改善病人的颈肩疼痛，并提高病人肢体的活动度，从而使病人保持良好的心理状态，积极配合其他对症治疗与护理，最终将病人的痛苦减轻到最低程度，使病人受益。

【储药罐技术操作】

1. 评估

（1）病室环境、温度。

（2）病人的病情、临床表现、既往史、凝血功能、中药过敏史、是否妊娠或在月经期。

（3）病人体质及对疼痛的耐受程度。

（4）拔罐部位的皮肤情况。

（5）病人的心理状况及配合程度。

2. 告知

（1）拔罐的治疗时间、作用及简单的操作方法。

（2）由于罐内空气负压吸引的作用，局部皮肤会出现与罐口大小相当的紫红色瘀斑，此为正常表现，数日方可消除。治疗过程中如果出现不适，及时告知护士。

（3）拔罐过程中如出现小水疱不必处理，其可自行吸收；如水疱较大，护士会做相应处理。

（4）拔罐后可饮一杯温开水，夏季拔罐部位忌风扇或空调直吹。

3. 物品准备

治疗盘、玻璃罐、中药汤剂、止血钳、95% 乙醇棉球、打火机、广口瓶、温水、毛巾、手消毒液，必要时备屏风、毛毯。

4. 操作流程

（1）核对医嘱，评估病人，告知相关注意事项。

（2）携用物至床旁，协助病人取合理、舒适体位，充分暴露拔罐部位，使病人尽量放松，同时注意保暖以防外感，必要时用屏风遮挡。

（3）用温毛巾清洁病人局部皮肤，使用闪火法将装有中药汤剂的火罐吸拔在应拔部位。

（4）治疗时间：10 ~ 15 分钟。治疗过程中，观察火罐吸附情况和皮肤颜色，询问病人有无不适。

（5）起罐：一手轻按罐具，向一侧倾斜，另一手食指或拇指按住罐口，使罐口与皮肤之间形成空隙，空气进入罐内，顺势将罐取下，不可强行上提或旋转提拔。操作完毕，用温毛巾擦拭局部皮肤。

（6）协助病人着衣，整理床单位，处理用物，洗手。

（7）记录。

5. 注意事项

（1）有凝血功能障碍、呼吸衰竭、重度心脏病、严重消瘦、严重水肿者，以及孕妇的腹部、腰骶部不宜拔罐。

（2）拔罐时要选择适当体位和肌肉丰满的部位，骨骼凹凸不平及毛发较多的部位均不宜拔罐。

（3）儿童、年老体弱者，以及面部拔罐的吸附力不宜过大。

（4）拔罐时要根据部位的不同选择大小适宜的罐，检查罐口周围是否光滑，罐体有无裂痕。

（5）拔罐和留罐过程中要注意观察病人的反应，如病人有不适感，应立即起罐；如病人不适感严重，可让其平卧，进行保暖并让其饮热水或糖水，还可为其揉内关、合谷、太阳、足三里等穴。

（6）起罐后，皮肤会出现与罐口大小相当的紫红色瘀斑，此为正常表现，数日后瘀斑可自行消散。如出现小水疱不必处理，其可自行吸收；若水疱较大，消毒局部皮肤后，用无菌注射器抽出疱液，覆盖消毒敷料。

（7）嘱病人保持体位相对固定；保证罐口光滑无破损；操作中防止点燃乙醇棉球后乙醇下滴烫伤皮肤；点燃的乙醇棉球切勿较长时间停留于罐口及罐内，以免火罐烧热后烫伤皮肤。拔罐过程中注意防火。

（8）为儿童拔罐时力量不宜过大，时间不宜过长；在肌肉薄弱处拔罐或罐内吸力较强时，留罐时间不宜过长。

参考文献

[1] 孟宪忠. 中华拔罐疗法大全 [M]. 北京：中国医药科技出版社. 2021.

[2] 张伯礼. 图解拔罐疗法 [M]. 北京：中国医药科技出版社. 2018.

[3] 齐彦春. 储药罐的使用方法 [J]. 中国实用护理杂志，2006，2（22）：26.

[4] 郭长青. 中医拔罐疗法 [M]. 北京：中国医药科技出版社. 2021.

[5] 刘砂沙,齐彦春.储药罐法缓解颈型颈椎病患者疼痛的效果研究 [J].护理实践与研究,2013,10(7):21-22.

[6] 徐书英,张惠萍,魏金荣,等.经络刮痧、平衡火罐联合通络操在颈肩腰背肌筋膜炎患者中的应用 [J].中西医结合护理,2018,4(5):70-73.

储药罐技术操作流程图

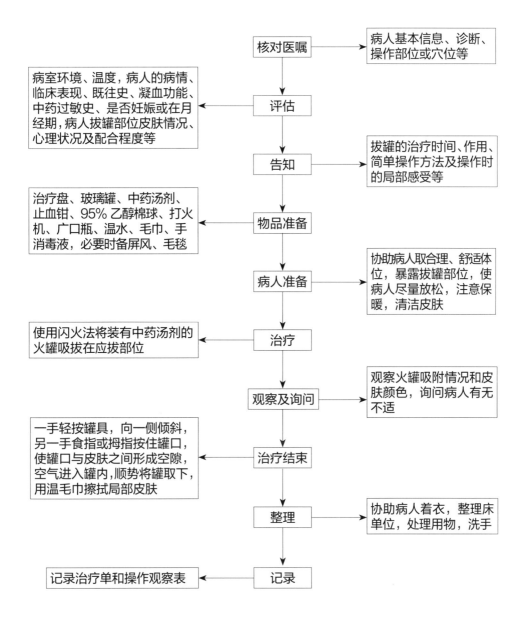

核对医嘱 → 病人基本信息、诊断、操作部位或穴位等

评估 ← 病室环境、温度，病人的病情、临床表现、既往史、凝血功能、中药过敏史、是否妊娠或在月经期，病人拔罐部位皮肤情况、心理状况及配合程度等

告知 → 拔罐的治疗时间、作用、简单操作方法及操作时的局部感受等

物品准备 ← 治疗盘、玻璃罐、中药汤剂、止血钳、95%乙醇棉球、打火机、广口瓶、温水、毛巾、手消毒液，必要时备屏风、毛毯

病人准备 → 协助病人取合理、舒适体位，暴露拔罐部位，使病人尽量放松，注意保暖，清洁皮肤

治疗 ← 使用闪火法将装有中药汤剂的火罐吸拔在应拔部位

观察及询问 → 观察火罐吸附情况和皮肤颜色，询问病人有无不适

治疗结束 ← 一手轻按罐具，向一侧倾斜，另一手食指或拇指按住罐口，使罐口与皮肤之间形成空隙，空气进入罐内，顺势将罐取下，用温毛巾擦拭局部皮肤

整理 → 协助病人着衣，整理床单位，处理用物，洗手

记录 ← 记录治疗单和操作观察表

储药罐技术操作考核评分标准

项目	分值	技术操作要求	评分说明
仪表	2	仪表端庄、戴表	仪表形象不佳扣1分，未戴表扣1分，最高扣2分
核对	2	核对医嘱	未核对扣2分，核对不全扣1分，最高扣2分
评估	3	病室环境、温度、病人的病情、临床表现、既往史、凝血功能、中药过敏史、是否妊娠或在月经期	未评估扣3分，评估少一项扣1分，最高扣3分
	2	拔罐部位皮肤情况、对疼痛的耐受程度、心理状况	未评估扣2分，评估少一项扣1分，最高扣2分
告知	4	拔罐的治疗时间、作用、简单的操作方法及操作时的局部感受	未告知扣4分，告知少一项扣1分，最高扣4分
用物准备	2	洗手，戴口罩	未洗手扣1分，未戴口罩扣1分，最高扣2分
	4	备齐并检查用物	未备齐用物扣2分，未检查用物扣2分，最高扣4分
环境与病人准备	3	病室整洁，光线明亮，温度适宜	未准备环境扣3分，准备不充分扣1分，最高扣3分
	7	协助病人取平卧位，充分暴露拔罐部位，保暖，保护隐私	未进行体位摆放扣2分，未充分暴露拔罐部位扣1分，未保暖扣2分，未保护隐私扣2分，最高扣7分
操作过程	2	核对医嘱	未核对扣2分，核对不全扣1分，最高扣2分
	2	清洁局部皮肤，观察局部皮肤情况	未清洁扣2分，未观察扣1分，最高扣2分
	16	拔罐：使用闪火法将装有中药汤剂的火罐吸拔在应拔部位	乙醇棉球过湿扣2分，部位不准确扣4分，吸附不牢扣4分，动作生硬扣2分，烧到罐口扣4分，最高扣16分
	8	观察火罐吸附情况和皮肤颜色	未检查火罐吸附情况扣4分，未观察皮肤颜色扣4分，最高扣8分
	2	与病人保持交流，询问有无不适	未询问病人感受扣2分，最高扣2分
	2	留置时间：10~15分钟	时间不合理扣2分，最高扣2分
	10	起罐：一手轻按罐具，向一侧倾斜，另一手食指或拇指按住罐口，使罐口与皮肤之间形成空隙，空气进入罐内，顺势将罐取下，清洁皮肤	手法不正确扣6分，未清洁皮肤扣4分，最高扣10分
	4	观察局部皮肤情况，询问有无不适	未观察局部皮肤扣2分，未询问扣2分，最高扣4分
	2	协助病人着衣，整理床单位	未协助病人着衣扣1分，未整理床单位扣1分，最高扣2分
	2	洗手，再次核对医嘱	未洗手扣1分，未核对扣1分，最高扣2分
操作后处置	2	按《医疗机构消毒技术规范》处理用物	未处理扣2分，处理方法不正确扣1分，最高扣2分
	2	洗手	未洗手扣2分，最高扣2分
	1	记录	未记录扣1分，最高扣1分
评价	6	流程合理，技术熟练，病人局部皮肤无损伤，询问病人感受	一项不合格扣2分，最高扣6分
理论提问	5	拔罐的禁忌证	回答不全扣2分，未答出扣5分，最高扣5分
	5	拔罐的注意事项	回答不全扣2分，未答出扣5分，最高扣5分
得分			

主考老师签名：　　　　　　　　　　考核日期：　　年　　月　　日

五、中药雾化吸入技术

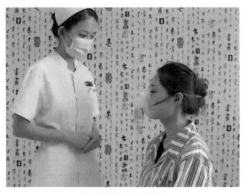

中药雾化吸入技术

【概念】

中药雾化吸入技术，是由古代熏蒸疗法和鼻疗法等演变而来的一种现代治疗技术。此技术通过超声雾化器将中药药液雾化成小分子的气雾，经口鼻吸入，使药物分子通过气雾直接进入呼吸道毛细血管及肺泡，起到治疗作用。

【历史沿革】

1. 中医古籍记载

中药吸入疗法历史悠久，距今已有3500多年的历史。古时中医没有雾化面罩，因此吸入疗法以烟雾、蒸气、药枕、香囊等形式为主，通过鼻部给药进行治疗。鼻疗法最早记载于《五十二病方》，该书同时记载了通过燃烧与煮沸中药产生的烟雾和蒸气给药的方法。古人以烟雾熏治牡痔，以蒸气熏治火烂疮，或待药液稍冷蒸气减少后洗涤外伤患处。清代《急救广生集》是一部外治专著，记载的鼻疗方剂十分丰富，如用薄荷汁少许滴鼻治疗头痛，用生半夏、葱白、乳香做丸塞鼻治疗乳痈初起等。

我国古代医籍中最早有以胡荽加酒煮沸的香气治疗痘疹，或莨菪和热水共置瓶中嘴含瓶口，以其气雾治疗牙虫等记载。"鼻乃清气出入之道，故鼻亦属清窍""纳鼻而通十二经"，《黄帝内经》中有通过鼻腔给药进行急救的记载。东汉《伤寒杂病论》载"薤捣汁，灌鼻中"，开窍回苏救急，治疗昏厥、猝死。此外，该疗法在疫病的防治中同样历史悠久，唐代孙思邈在《备急千金要方》卷九中记载："太乙流金散辟温气，方用雌黄、矾石、鬼箭羽、羚羊角研末，用云角绛袋盛一两带胸前，若逢大疫之年，并可烧烟熏房屋与病人。"即以太乙流金散烧烟预防瘟疫。

我国医学古籍记载了百余种用于吸入疗法的中药。目前临床上用于雾化吸入的中药注射剂包括双黄连、鱼腥草、清开灵、喜炎平等，用于治疗病毒及细菌性扁桃体炎、咽炎、肺炎等疾病。

综上所述，历代中医古籍对中药选择与雾化方式的记载，为中药雾化吸入技术的推广与发展提供了依据。

2. 现代医家研究

随着科学技术的发展，20世纪中期，出现了电子压缩机喷雾器、加压计量吸入器、超声波雾化器。现代吸入装置可分为三种类型的吸入器，包括便携式雾化吸入器、计量吸入器和干粉吸入器。目前，临床上常用的雾化器主要是超声雾化器、喷射雾化器和振动筛孔雾化器等。

中药用药剂量一般较大，而且需配伍使用，适合超声雾化给药，该方法的原理是将药液分散为微粒，使药物沉积在病灶部位。该方法可使药物作用时间持久，减轻全身给药的副作用，提高疗效。因此，中药超声雾化吸入在呼吸系统疾病治疗中得到了广泛应用。将相关制剂（如中药注射液等）以雾化吸入方式给药，可减少静脉给药产生的不良反应，提高病人的依从性。近年来，中药雾化吸入在非呼吸系统疾病（如眼科疾病、肛肠疾病、心血管疾病、糖尿病等）的治疗中也获得了广泛应用并取得了良好疗效。

现代研究表明，雾化吸入给药时，呼吸道分泌物中中药浓度较口服时高100倍。在静脉给药8小时后肺内中药含量不及全身药物含量的1%，而雾化吸入药物时，70%的药物含量可以直接分布到呼吸道黏膜及分泌物中。虽然雾化吸入中药注射剂与直接注射中药注射剂相比，可大大降低不良反应发生率，但也偶有不良反应被报道，需要进一步研究。

【适应证】

中药雾化吸入技术可用于呼吸道疾病，也可用于眼、口腔、咽喉、心血管、肛肠等部位的疾病。如上呼吸道感染、肺炎、支气管炎、结膜炎、干眼症、口腔溃疡、黏膜炎，以及肛瘘和肛周脓肿的术后愈合。该技术还可用于冠心病、心绞痛、糖尿病和腰腿痛等。

【技术创新点】

我院常以氧气驱动雾化吸入法，加用痰热清注射液雾化吸入治疗呼吸系统疾病。由于氧气驱动雾化吸入采用的是高压氧气，动力更足，含氧量更高，因此药物粒子分散得更细，产生的粒径更小，更易进入肺组织尤其是肺泡中，所以有效部位药物的沉积率更高，疗效更加显著。

痰热清注射液的主要中药成分为黄芩、连翘、金银花、山羊角和熊胆粉。黄芩为主药，其味苦，性寒，功效是清热解毒、祛湿泻火；连翘味苦，性微寒，具有清热宣透的功效；金银花味甘，性寒，是重要的佐药，具有清热、宣肺、解毒的功效；山羊角味苦咸，性寒，能化痰解毒、平肝熄风；熊胆粉味苦，性寒，能清热解毒、熄风止痛。这几种药材合用，使痰热清注射液具有清热解毒、化痰止咳、平肝宣肺等重要功效。

中药雾化的优点是中药液微细颗粒直接、均匀地分布于局部呼吸道黏膜，在湿润的基础上保护被炎症损伤的黏膜上皮细胞和纤毛。在长期的临床实践积累中，我们发现，中药雾化吸入疗法在下呼吸系统疾病的治疗中应用广泛，疗效显著，具有直达病位、迅速缓解临床症状、病人依从性高、不影响其他伴随治疗等优势。

【中药雾化吸入技术操作】

1.评估

（1）病室环境、温度。

（2）病人的病情、临床表现、既往史、中药过敏史、是否妊娠或在月经期。

（3）病人的体位、呼吸状况。

（4）病人的自理能力、合作程度。

（5）病人心理状况及配合程度。

2.告知

（1）中药雾化吸入的治疗时间、作用、简单的操作方法及操作时的感受。

（2）用口吸气、鼻呼气的方法。

（3）如有不适，及时告知护士。

3.物品准备

雾化器、中药汤剂、20 ml 注射器、无菌棉签、温水、毛巾、手消毒液。

4. 操作流程

（1）核对医嘱，评估病人，告知相关注意事项。

（2）携用物至床旁，协助病人取合理体位，使病人尽量放松。

（3）连接雾化器各部位，检查性能，罐内放入中药汤剂。

（4）接通电源，打开雾化器电源开关。

（5）待有雾气喷出，将面罩罩在病人的口鼻部。

（6）指导病人做深呼吸，随时观察雾化情况。

（7）治疗时间：20 分钟。治疗过程中，密切观察病人的反应及局部皮肤情况，询问病人有无不适。

（8）雾化完毕，先摘下雾化面罩，再关雾化器电源开关。

（9）治疗结束，用温毛巾擦拭病人面部皮肤，观察其面部皮肤情况，询问病人有无不适。

（10）整理床单位，处理用物，洗手。

（11）记录。

5. 注意事项

（1）指导病人深吸气，深吸气可使药液充分达至支气管和肺内，吸入雾化液气后再屏气 1 ~ 2 秒，效果更好。

（2）为病人佩戴雾化面罩时，应使面罩包裹住病人口鼻，并将面罩固定系带调整合适。操作过程中及操作后注意观察病人耳部皮肤，避免面罩压迫局部皮肤。

（3）使用氧气雾化吸入时，病房内要保持清洁、安静、光线充足，在避免病人受凉的前提下，开窗通风换气，保持室内空气清新。

（4）密切观察病人的生命体征、神志及呼吸状况，以及时发现异常并处理。

（5）治疗完毕，取下雾化器，更换为持续低流量鼻导管让病人吸氧 2L/min。

（6）每次治疗结束要将吸入管口、面罩冲洗干净，放置清洁储物袋内保存备用。协助病人清理口腔。

参考文献

[1] 王薛，陈卓，尹鸿翔. 重楼在中国民族民间医药中的应用 [J]. 华西药学杂志 ,2018，33（5）：555–560.
[2] 李银娟，范荣霞，李岩，等. 我国吸入制剂临床试验登记现状分析 [J]. 中国临床药理学杂志，2020，36（4）：447–449.

[3] 张广平，高云航，苏萍，等. 经肺吸入用中药液体制剂的研发及其应用前景展望 [J]. 中国现代中药，2019，21（12）：1732–1738.

[4] 高蕊，陈鲁. 小儿肺炎喘嗽中医外治法研究进展 [J]. 世界最新医学信息文摘，2017，17（58）. 46–47，50.

[5] 武晏屹，叶琳，苗明三. 基于数据挖掘的中药雾化吸入治疗下呼吸道感染用药规律分析[J]. 中药药理与临床，2020，36（04）：47–51.

[6] 孙霆芳，胡虹，刘应科，等. 中药超声雾化吸入治疗风热闭肺型小儿肺炎临床观察 [J]. 现代中西医结合杂志，2014，23（8）：824–826.

[7] 李先文，陈昳冰，崔元璐. 中药超声雾化给药研究进展 [J]. 中成药，2020，42（04）：996–1000.

[8] 王海莲. 痰热清注射液与西咪替丁注射液存在配伍禁忌 [J]. 中国误诊学杂志，2011，11（10）：2286.

中药雾化吸入技术操作流程图

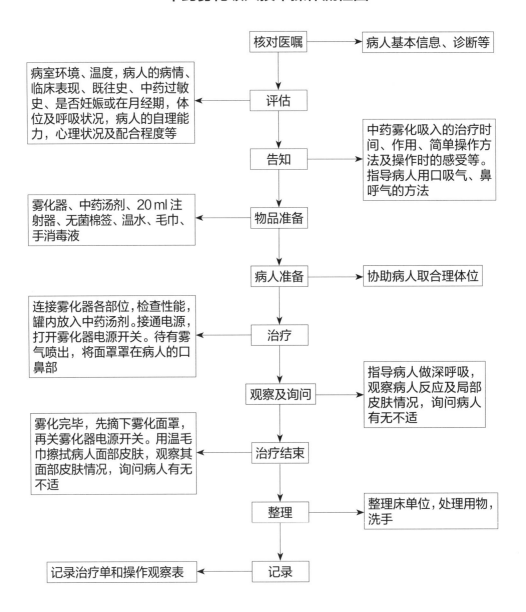

核对医嘱 → 病人基本信息、诊断等

病室环境、温度，病人的病情、临床表现、既往史、中药过敏史、是否妊娠或在月经期，体位及呼吸状况，病人的自理能力，心理状况及配合程度等 ← 评估

告知 → 中药雾化吸入的治疗时间、作用、简单操作方法及操作时的感受等。指导病人用口吸气、鼻呼气的方法

雾化器、中药汤剂、20 ml 注射器、无菌棉签、温水、毛巾、手消毒液 ← 物品准备

病人准备 → 协助病人取合理体位

连接雾化器各部位，检查性能，罐内放入中药汤剂。接通电源，打开雾化器电源开关。待有雾气喷出，将面罩罩在病人的口鼻部 ← 治疗

观察及询问 → 指导病人做深呼吸，观察病人反应及局部皮肤情况，询问病人有无不适

雾化完毕，先摘下雾化面罩，再关雾化器电源开关。用温毛巾擦拭病人面部皮肤，观察其面部皮肤情况，询问病人有无不适 ← 治疗结束

整理 → 整理床单位，处理用物，洗手

记录治疗单和操作观察表 ← 记录

中药雾化吸入技术操作考核评分标准

项目	分值	技术操作要求	评分说明
仪表	2	仪表端庄、戴表	仪表形象不佳扣1分，未戴表扣1分，最高扣2分
核对	2	核对医嘱	未核对扣2分，核对不全扣1分，最高扣2分
评估	3	病室环境、温度，病人的病情、临床表现、既往史、中药过敏史、是否妊娠或在月经期	未评估扣3分，评估少一项扣1分，最高扣3分
	2	病人的自理能力、心理状况	未评估扣2分，评估少一项扣1分，最高扣2分
告知	4	中药雾化吸入的治疗时间、作用、简单的操作方法及操作时的感受	未告知扣4分，告知少一项扣1分，最高扣4分
用物准备	2	洗手，戴口罩	未洗手扣1分，未戴口罩扣1分，最高扣2分
	4	备齐并检查用物	未备齐用物扣2分，未检查用物扣2分，最高扣4分
环境与病人准备	3	病室整洁，光线明亮，温度适宜	未准备环境扣3分，准备不充分扣1分，最高扣3分
	3	协助病人取舒适体位	未进行体位摆放扣3分，最高扣3分
操作过程	2	核对医嘱	未核对扣2分，核对不全扣1分，最高扣2分
	6	连接雾化器各部位，检查性能，罐内放入中药汤剂	连接不正确扣2分，未检查性能扣2分，未放入中药汤剂扣2分，最高扣6分
	4	接通电源，打开雾化器电源开关	连接错误扣4分，最高扣4分
	14	待有雾气喷出，将面罩罩在病人的口鼻部	未观察雾气扣6分，未正确操作扣8分，最高扣14分
	8	指导病人做深呼吸，随时观察雾化情况	未指导扣5分，未观察扣3分，最高扣8分
	2	与病人保持交流，询问有无不适	未询问病人感受扣2分，最高扣2分
	2	中药雾化吸入时间：20分钟	时间不合理扣2分，最高扣2分
	8	雾化完毕，先摘下雾化面罩，再关雾化器电源开关	撤除和关闭顺序不正确扣8分，最高扣8分
	4	为病人清洁面部，询问有无不适	未清洁扣2分，未询问病人感受扣2分，最高扣4分
	2	整理床单位	未整理床单位扣2分，最高扣2分
	2	洗手，再次核对医嘱	未洗手扣1分，未核对扣1分，最高扣2分
操作后处置	2	按《医疗机构消毒技术规范》处理用物	未处理扣2分，处理方法不正确扣1分，最高扣2分
	2	洗手	未洗手扣2分，最高扣2分
	1	记录	未记录扣1分，最高扣1分
评价	6	流程合理，技术熟练，管路连接紧密，询问病人感受	一项不合格扣2分，最高扣6分
理论提问	5	中药雾化吸入的适应证	回答不全扣2分，未答出扣5分，最高扣5分
	5	中药雾化吸入的注意事项	回答不全扣2分，未答出扣5分，最高扣5分
得分			

主考老师签名： 考核日期： 年 月 日

六、中药口腔护理技术

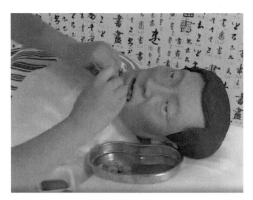

中药口腔护理技术

【概念】

中药口腔护理技术，是将中药煎汤或者用其他溶媒浸泡，根据病情及医嘱用中药液清洁、湿润口腔，去除口臭、口垢，增进食欲，预防口腔感染及其他并发症的一种操作方法。

【历史沿革】

1. 中医古籍记载

口疮之名首见于《黄帝内经》，如《素问·气交变大论》中载："岁金不及，炎火乃行……民病口疮。"认为口疮发病与气候失常有关。之后许多著作相继阐发了口疮的病因、病理及辨证施护的法则。隋代巢元方所著《诸病源候论·口舌疮候》曰："手少阴，心之经也，心气通于舌；足太阴，脾之经也，脾气通于口。腑脏热盛，热乘心脾，气冲于口与舌，故令口舌生疮也。"明确指出口疮之病因在于心脾热盛。唐代孙思邈在《千金要方·口病》中指出口疮反复发作的特点及其调护方法，曰："凡患口疮及齿，禁油面酒酱酸酢咸腻干枣。差后仍慎之，若不久慎，寻手再发，发即难差。蔷薇根、角蒿为口疮之神药，人不知之。"宋代《圣济总录·口舌生疮》曰："口疮者，由心脾有热，气冲上焦，熏发口舌，故作疮也。

胃气弱，谷气少，虚阳上发而为口疮者，不可执一而论，当求其所受之本也。"指出口疮有实有虚。元代朱丹溪提出了口疮实证、虚证的不同治法。明代龚廷贤善特色用药，清代张璐和罗国纲对口疮之病证各有见地。

口腔护理始于唐代，已有数千年历史。南宋张杲《医说》中提出"早漱口，不若将卧而漱，去齿间所积，牙亦坚固。"

随着历代医家对口疮认识的发展，治疗与护理经验也在不断丰富。

2. 现代医家研究

尹正贤用 33.3% 浓度的桂皮汤、50% 浓度的桂皮汤和生理盐水为脑卒中昏迷的 113 例病人进行口腔护理，以探讨桂皮汤对口臭、口腔白色念珠菌感染的防治作用，结果提示，33.3% 及以上浓度的桂皮汤对脑卒中昏迷病人口臭、口腔白色念珠菌感染有良好的防治作用。

颜祝云将《医学衷中参西录》中记载的银花甘草汤制成合剂，对危重病人的口腔护理情况进行临床观察，取得了较为满意的效果，病人口腔溃疡发生率仅为 1.5%。而接受 38 ~ 39℃的生理盐水口腔护理的病人，口腔溃疡发生率为 7.7%。

黄蓓对 140 例 ICU 住院病人分别用生理盐水和中药金银花含漱液进行口腔护理，比较结果表明，用中药金银花含漱液对 ICU 病人进行口腔护理，可有效预防及治疗口腔并发症。

孙兰菊等对分别应用中药制剂和无菌生理盐水进行口腔护理的 180 例病人做比较，结果表明，使用中药制剂进行口腔护理后，口腔大肠埃希菌、铜绿假单胞菌、葡萄球菌等致病菌的种类及数量有不同程度的下降，明显优于生理盐水对照组，与体外中药药敏结果基本一致。

孔福仙等对 202 例临床各类病例分别用舒爽中药液（主要成分为金银花、半边莲、杭白菊、淡竹叶、土茯苓、薄荷、佩兰）、生理盐水和复方硼砂含漱液进行口腔护理，比较结果表明，采用舒爽中药液后病人口臭和口腔感染的发生率均明显下降，组间比较差异显著，提示舒爽中药液对防止口臭及口腔感染的效果优于生理盐水和复方硼砂含漱液。

现代社会，高达 97% 的成年人遭受不同程度的口腔问题困扰，与此同时，人们的口腔护理意识也在逐渐加强，功效显著、副作用小的各类中草药口腔护理产品逐渐开始受到追捧。随着对中药口腔护理的深入研究，许多新制、自制的中药口腔护理液及特殊的口腔护理方法被广泛应用，中药口腔护理技术开发遇到了极好的契机，具有广阔的使用前景和潜力。

【适应证】

中药口腔护理技术适用于高热、昏迷、有口腔疾患，禁食、留置胃管、生活不能自理，以及患血液病的病人等。

【技术创新点】

我院自制的中药口腔护理颗粒主要成分为金银花、薄荷、菊花、土茯苓、淡竹叶、佩兰。金银花味甘，性寒，功效为清热解毒、疏散风热。现代药理学研究表明，金银花的主要成分是挥发油类、黄酮类、三萜类及有机酸等，具有抑菌、抗病毒、解热抗炎等作用。绿原酸是金银花抗菌的主要有效成分，对金黄色葡萄球菌、溶血性链球菌、肺炎杆菌、霍乱杆菌、伤寒杆菌、副伤寒杆菌等有一定的抑制作用，对肺炎球菌、脑膜炎双球菌、铜绿假单胞菌、结核杆菌亦有效。薄荷味辛，性凉，归肺、肝经，辛味能散、能行，薄荷可疏肝行气、利咽透疹、清热、发散等。菊花味甘、苦，微寒，归肺、肝经，可散风、平肝明目、清热解毒，其提取物可破坏细菌的细胞膜，从而改变细菌内部的渗透压，破坏细菌的生长，达到抑菌的作用。土茯苓具有清热利湿解毒、祛风利关节等功效。淡竹叶有清热泻火、除烦止渴、利尿通淋之功效。佩兰味辛，性平，归脾、胃、肺经，具有芳香化湿、醒脾开胃、发表解暑等功效。

以上诸药合用，有清热泻火、利湿解毒、抗炎抑菌之效。

【中药口腔护理技术操作】

1. 评估

（1）病室环境、温度。

（2）病人的病情、临床表现、既往史、中药过敏史、是否妊娠或在月经期。

（3）病人口腔黏膜、舌苔、特殊口腔气味及牙齿情况。

（4）病人心理状况及配合程度。

2. 告知

（1）中药口腔护理的治疗时间、作用、简单的操作方法及操作时的局部感觉。

（2）正确的漱口方法，避免呛咳及误吸。

（3）使用中药液达到的效果。

3. 物品准备

中药液、换药弯盘、镊子、弯止血钳、压舌板、生理盐水、一次性水杯、吸管、无菌棉签、治疗巾、手电筒、纱布、手消毒液。

4. 操作流程

（1）核对医嘱，评估病人，告知相关注意事项。

（2）携用物至床旁，协助病人取侧卧或仰卧位，头偏向一侧，使病人尽量放松，同时注意保暖以防外感。

（3）在病人颌下铺治疗巾，协助病人用温开水漱口。

（4）用棉签蘸温开水湿润病人口唇及口角。

（5）观察病人口腔情况，如有活动义齿需取下妥善保管。

（6）打开换药弯盘，清点棉球，将中药液倒入弯盘湿润棉球。

（7）拧干棉球后放于另一弯盘内。

（8）置一个空弯盘于病人的口角旁，用生理盐水清洁口唇。

（9）擦拭两颊。用压舌板轻轻撑开颊部，自内向外擦拭。

（10）擦拭牙齿的外侧面、内侧面及咬合面，由内向外，由磨牙至切齿，纵向擦拭。

（11）擦拭硬腭、舌面、舌下。

（12）清点棉球。

（13）协助病人漱口，擦拭面部，撤治疗巾，询问病人有无不适。

（14）操作完毕，协助病人取舒适卧位，整理床单位，处理用物，洗手。

（15）记录。

5. 注意事项

（1）对于昏迷病人，禁止漱口，以免引起误吸。

（2）对长期使用抗生素和激素的病人，应注意观察其口腔内有无真菌感染。

（3）使用的棉球不可过湿，以不能挤出液体为宜，防止因水分过多造成误吸。注意夹紧棉球，勿将其遗留在口腔内。

（4）传染病病人的用物需按消毒隔离原则进行处理。

（5）擦拭每个牙面及每个部位时需要更换棉球。

（6）对昏迷病人进行操作需另备开口器、舌钳，对高热口唇干裂病人进行操作需另备液状石蜡，对口腔溃疡病人进行操作需遵医嘱并另备锡类散。

参考文献

[1] 丁言雯. 基础护理学 [M]. 北京：人民卫生出版社. 2007.

[2] 李秀娥. 食用口腔颌面外科护理及技术 [M]. 北京：科学出版社. 2008.

[3] 周大成. 中国口腔医学史考 [M]. 北京：人民卫生出版社. 1991.

[4] 杨文儒，李宝华. 中国历代明医评介 [M]. 西安：陕西科学技术出版社. 1980.

[5] 方药中，邓铁涛，李克光，等. 实用中医内科学 [M]. 上海：上海科学技术出版社. 1985.

[6] 王秀瑛. 护理发展简史 [M]. 上海：上海科学技术出版社. 1987.

[7] 尹正贤. 桂皮汤在口腔护理中的应用 [J]. 齐鲁护理杂志，1999，524（6）：10–11.

[8] 颜祝云. 银花甘草合剂在口腔护理中的作用探析 [J]. 实用中医内科杂志，2004（5）：471.

[9] 黄蓓. 金银花含漱液在1CU患者口腔护理中的应用 [J]. 解放军护理杂志，2005，22（6）：99–100.

[10] 孙兰菊，李金婷，吴翠萍. 中药口腔护理对口腔菌种及数量的影响 [J]. 中医药学刊，2003，21（7）：1160–1167.

[11] 孔福仙，刘秋艳，陈菊珍. 舒爽中药液口腔护理的临床分析 [J]. 中国中医急症，2004，13（9）：630–631.

[12] 杨鹏. 中药金银花的药用成分和药理作用 [J]. 中国社区医师（医学专业），2017，15（5）：24.

[13] 陈晓思，梁洁，林婧，等. 薄荷的化学成分、药理作用和质量标志物预测研究概况 [J]. 中华中医药学刊，2021，39（03）：213–217.

[14] 谢占芳，张倩倩，朱凌佳，等. 菊花化学成分及药理活性研究进展 [J]. 河南大学学报（医学版），2015，34（4）：290–300.

[15] 程双，彭财英，潘玲玲，等. 中药土茯苓的现代研究进展 [J]. 江西中医药，2021，52（3）：69–76.

[16] 陈烨. 淡竹叶化学成分与药理作用研究进展 [J]. 亚太传统医药，2014，10（13）：50–52.

[17] 曾庆明，曾方兴，张海宇，等. 佩兰的临床应用及其用量探究 [J]. 吉林中医药，2021，41（8）：1086–1089.

[18] 李小寒，尚少梅. 基础护理学 [M]. 5版. 北京：人民卫生出版社，2012.

[19] 焦蕴岚，胡海荣，王梁敏. 中医护理实习生培训手册 [M]. 北京：中国中医药出版社，2018.

中药口腔护理技术操作流程图

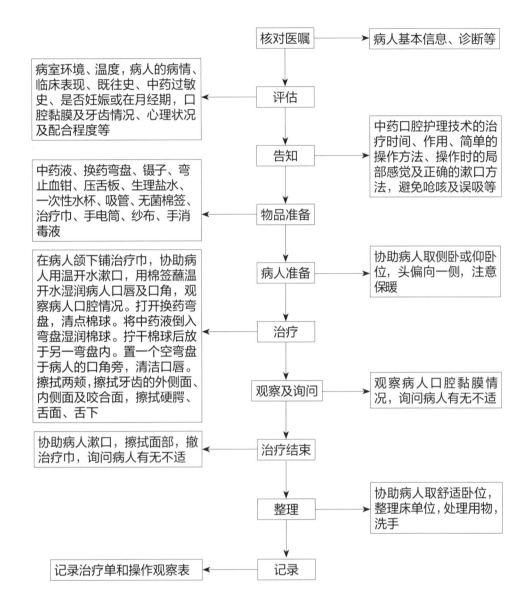

核对医嘱 → 病人基本信息、诊断等

病室环境、温度，病人的病情、临床表现、既往史、中药过敏史、是否妊娠或在月经期，口腔黏膜及牙齿情况、心理状况及配合程度等 ← 评估

告知 → 中药口腔护理技术的治疗时间、作用、简单的操作方法、操作时的局部感觉及正确的漱口方法，避免呛咳及误吸等

中药液、换药弯盘、镊子、弯止血钳、压舌板、生理盐水、一次性水杯、吸管、无菌棉签、治疗巾、手电筒、纱布、手消毒液 ← 物品准备

病人准备 → 协助病人取侧卧或仰卧位，头偏向一侧，注意保暖

在病人颌下铺治疗巾，协助病人用温开水漱口，用棉签蘸温开水湿润病人口唇及口角，观察病人口腔情况。打开换药弯盘，清点棉球。将中药液倒入弯盘湿润棉球。拧干棉球后放于另一弯盘内。置一个空弯盘于病人的口角旁，清洁口唇。擦拭两颊，擦拭牙齿的外侧面、内侧面及咬合面，擦拭硬腭、舌面、舌下 ← 治疗

观察及询问 → 观察病人口腔黏膜情况，询问病人有无不适

协助病人漱口，擦拭面部，撤治疗巾，询问病人有无不适 ← 治疗结束

整理 → 协助病人取舒适卧位，整理床单位，处理用物，洗手

记录治疗单和操作观察表 ← 记录

中药口腔护理技术操作考核评分标准

项目	分值	技术操作要求	评分说明
仪表	2	仪表端庄、戴表	仪表形象不佳扣1分，未戴表扣1分，最高扣2分
核对	2	核对医嘱	未核对扣2分，核对不全扣1分，最高扣2分
评估	4	病室环境、温度，病人的病情、临床表现、既往史、中药过敏史、是否妊娠或在月经期	未评估扣4分，评估少一项扣1分，最高扣4分
	3	病人的口腔黏膜、牙齿情况、心理状况	未评估扣3分，评估少一项扣1分，最高扣3分
告知	4	中药口腔护理的治疗时间、作用、简单的操作方法及操作时的局部感受，正确的漱口方法	未告知扣4分，告知少一项扣1分，最高扣4分
用物准备	2	洗手，戴口罩	未洗手扣1分，未戴口罩扣1分，最高扣2分
	4	备齐并检查用物	未备齐用物扣2分，未检查用物扣2分，最高扣4分
环境与病人准备	3	病室整洁，光线明亮，温度适宜	未准备环境扣3分，准备不充分扣1分，最高扣3分
	7	协助病人取侧卧或仰卧位，头偏向一侧，保暖	未进行体位摆放扣3分，体位不舒服扣2分，未保暖扣2分，最高扣7分
操作过程	2	核对医嘱	未核对扣2分，内容不全扣1分，最高扣2分
	2	在病人颌下铺治疗巾	未铺巾扣2分，放置不当扣1分，最高扣2分
	2	协助病人用温开水漱口	未漱口扣2分，发生呛咳扣1分，最高扣2分
	2	用棉签蘸温开水湿润病人口唇及口角	未湿润扣2分，最高扣2分
	4	观察病人口腔情况，如有活动义齿需取下妥善保管	未观察扣4分；如有义齿，未观察扣2分，未取下义齿扣2分，最高扣4分
	2	清点棉球，将中药液倒入弯盘湿润棉球	未清点棉球扣1分，未倒中药扣1分，最高扣2分
	2	拧干棉球后放于另一弯盘内	未拧干扣2分，最高扣2分
	4	置一个空弯盘于病人的口角旁，清洁口唇	未放置弯盘扣2分，未清洁口唇扣2分，最高扣4分
	18	擦拭两颊，擦拭牙齿的外侧面、内侧面及咬合面，擦拭硬腭、舌面、舌下，擦拭每个牙面及每个部位时需要更换棉球	少擦拭一个部位扣2分，擦拭顺序不正确扣4分，擦拭不干净扣4分，未更换棉球扣4分，最高扣18分
	2	治疗结束，清点棉球	未清点棉球扣2分，最高扣2分
	2	协助病人漱口，擦拭面部	未漱口扣1分，未擦拭面部扣1分，最高扣2分
	2	协助病人取舒适体位，询问有无不适	未安置病人扣1分，未询问病人感受扣1分，最高扣2分
	2	整理床单位	未整理床单位扣2分，最高扣2分
	2	洗手，再次核对医嘱	未洗手扣1分，未核对扣1分，最高扣2分
操作后处置	2	按《医疗机构消毒技术规范》处理用物	未处理扣2分，处理方法不正确扣1分，最高扣2分
	2	洗手	未洗手扣2分，最高扣2分
	1	记录	未记录扣1分，最高扣1分
评价	6	流程合理，技术熟练，询问病人感受	一项不合格扣2分，最高扣6分
理论提问	5	中药口腔护理的适应证	回答不全扣2分，未答出扣5分，最高扣5分
	5	中药口腔护理的注意事项	回答不全扣2分，未答出扣5分，最高扣5分
得分			

主考老师签名：　　　　　　　　　　　考核日期：　　年　　月　　日

七、穴位贴敷技术

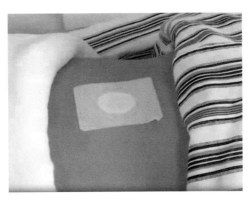

穴位贴敷技术

【概念】

穴位贴敷技术，是将药物制成一定剂型，贴敷到人体穴位，通过刺激穴位，激发经气，起到通经活络、清热解毒、活血化瘀、消肿止痛、行气消痞、扶正强身等作用的一种操作方法。

【历史沿革】

1. 中医古籍记载

贴敷疗法历史悠久，千年前的甲骨文中早已记载了大量中医外治相关经验和体会。

先秦时期已形成中医药贴敷的治疗思想。《周礼·天官》中载有"疡医掌肿痛，溃疡、折疡、金疡、祝药刮杀之齐"，其中，"祝药"即指附着药。我国现存最早的中医临床文献《五十二病方》中有"傅""涂""封安"等疮口外敷法和"以蓟印其中颠"的以局部外敷白芥子治疗毒蛇咬伤的记载。《黄帝内经》载"桂心渍酒，以熨寒痹"，并有"豕膏"治痈的记述："痈发于嗌中……泻已则含豕膏，无令食，三日而已……涂以豕膏，六日已。"豕膏被后世誉为膏药之始。

《伤寒杂病论》中载有"烙、外敷、药浴"等中医药外治法，并较为完整地记述了五养膏、玉泉膏等各种贴敷方的适应证、方药组成、制作及使用方法。《神医秘传》中有用大量甘草贴敷治疗脱疽的记载，即"极大生甘草，研成细末，麻油调敷极厚，逐日更换，十日而愈"。

中医药贴敷疗法在两晋南北朝时期逐步得到推广运用。《刘涓子鬼遗方》中载皮肤病以水银制膏外治。《肘后备急方》中记载了以生地黄或瓜蒌根捣烂外敷治伤、软膏贴敷治疗金疮之法，并载录了续断膏、丹参膏、雄黄膏等外用膏药方及其具体制用方法，开创了用狂犬脑组织外敷伤口治疗狂犬病之免疫疗法的先河。晋唐之后，随着中医药理论和外治方法的不断发展进步，将贴敷疗法和经络腧穴的特殊功能结合起来的穴位贴敷法开始出现。中医药贴敷疗法和其他学科相互渗透，疗效逐步提高。

宋至明期间，中医药外治法不断发展，进一步带动了中医药贴敷疗法的发展和应用。《太平圣惠方》有"治疗腰腿脚风痹冷痛有风，川乌头三个去皮脐，为散，涂帛贴，须臾即止"的文段，记述了贴敷治疗风痹冷痛的效果，并说明了药物及制备使用之法。《圣济总录》言："取其膏润，以祛邪毒，凡皮肤蕴蓄之气，膏能消之，又能摩之也。"说明了膏之润滑特性及作用机制。《普济方》中有"鼻渊脑泻，生附子末，葱涎和如泥，罨涌泉"的记述。《本草纲目》归纳总结了前人穴位贴敷等中医药贴敷疗法，"以赤根捣烂，入元寸，贴于脐心，以帛束定，得小便利，则肿消"治大腹水肿，"吴茱萸贴足心"治疗口舌生疮等经典药贴仍沿用至今。

随着中医药理论和治法的不断发展、完善，自清代开始，中医药外治法进入成熟阶段，中医药贴敷疗法也随之成熟。《急救广生集》《理瀹骈文》等中医药外治专著形成了较为完整的理论体系，成为中医药贴敷疗法成熟的标志。《急救广生集》粹选千余种外治方法，记载了中医药贴敷疗法在各种疾病治疗中的应用，并有"纯阳祖师救世服药用引节要""用药诫""制剂说"等附录六篇，是当时外治法之集大成者。《理瀹骈文》是吴师机对外治法系统整理和分析探索后著成，载外敷方药200余首，并将中医药贴敷疗法在内、外、妇、儿、皮肤、五官等各科推广应用，认为外治法可"统治百病"。

清末至新中国成立前，中医药发展因战乱而受阻，甚或倒退，中医药贴敷疗法发展同样受阻，但其因便携、实用、效验等优势仍被民间广泛使用，保持着旺盛的生命力，为保障人民健康发挥了巨大作用。

综上所述，历代中医古籍为后人留下了关于中药穴位贴敷技术的大量宝贵资料，指导着现代中医学家发扬此项技术，造福于更广大人民。

2. 现代医家研究

《灵枢》曰："经脉者，所以决生死，处百病，调虚实，不可不通"。穴位贴敷通过刺激穴位，激发经络之气，有利于人体气血运行，从而调理脏腑功能。学者张维波提出"经络的低流阻通道假说"，认为经络是一种存在于组织间质中的具有低流阻性质的、能够运行组织液和化学物质以及物理量的多孔介质通道。一方面，穴位贴敷药物作用、温度、压力等刺激可促使毛细血管扩张，增加毛细血管向组织间隙的液体滤出，降低流阻，从而发挥作用；另一方面，穴位贴敷药物的药理作用可通过经络低流阻通道来实现，即药物穿透到腧穴层次后，可循经络低流阻通道传输，直接作用于经络和脏腑。穴位贴敷技术是中医基础理论与现代经皮给药技术的结合，对其作用机制的研究必须考虑多因素的综合效应。首先可从穴位贴敷临床疗效好的疾病入手，从药物组成、剂型制作、皮肤反应、穴位选择、贴敷时间、贴敷部位等方面进行比较研究，筛选出最佳药物和穴位组成；再者应从其作用部位、作用途径、物质基础上着手，加强中药皮肤滞留量测定、穴位与非穴相关指标比较、皮肤免疫、药物透皮吸收和药物代谢等方面的研究，建立一套较完善的穴位贴敷作用机制的理论体系，以利于穴位贴敷技术的充分发展和推广。

【适应证】

穴位贴敷技术适用于恶性肿瘤、各种疮疡及跌仆损伤等引起的疼痛，消化系统疾病引起的腹胀、腹泻、便秘，呼吸系统疾病引起的咳喘等症状。

【技术创新点】

我院总结多年应用中医外治法辅助治疗慢性肾衰病人腰酸、腰痛的经验，研发出了以理气活血、通络散结、止痛为主要功效的中药穴位贴敷法治疗本病，在临床取得了良好效果。药方中的大黄始载于《神农本草经》，具"主下瘀血，血闭，寒热，破癥瘕积聚，留饮宿食，荡涤肠胃，推陈致新，通利水谷，调中化食，安和五脏"多种功效，山茱萸具有滋补肾阴之功效，茯苓、山药具有健脾补气之功效，桂枝、制附子具有温补肾阳的作用，牡丹皮抑制桂枝和制附子的燥热之性。实施穴位贴敷治疗能够在极大程度上改善病人的腰酸腰痛，从而使病人保持良好的心理状态，积极配合其他对症治疗与护理，对残存的肾脏功能进行保护，延缓尿毒症的发展，最终将病人的痛苦减轻到最低程度，使更多慢性肾病病人受益。

【穴位贴敷技术操作】

1. 评估

（1）病室环境、温度。

（2）病人的病情、临床表现、既往史、中药过敏史、是否妊娠或在月经期。

（3）病人贴敷部位局部皮肤情况。

（4）病人的心理状况及配合程度。

2. 告知

（1）穴位贴敷技术的治疗时间、作用及简单的操作方法。

（2）出现皮肤微红为正常现象，若出现皮肤瘙痒、丘疹、水疱等，应立即告知护士。

（3）穴位贴敷时间可根据病情、年龄、药物、季节等因素调整，小儿酌减。

（4）若出现敷料松动或脱落，及时告知护士。

（5）局部贴药后，可出现药物颜色、油渍等污染衣物。

3. 物品准备

治疗盘、敷料、勺子、中药膏剂、温水、毛巾、手消毒液，必要时备屏风。

4. 操作流程

（1）核对医嘱，评估病人，告知病人相关注意事项，注意保暖。

（2）携用物至床旁，根据敷药部位，协助病人取适宜体位，充分暴露贴敷部位，使病人尽量放松，同时注意保暖，必要时用屏风遮挡。

（3）用温毛巾清洁病人局部皮肤。

（4）将中药膏剂置于敷料中间。

（5）将药物贴敷于穴位上，做好固定。

（6）治疗时间：6 ~ 8 小时，治疗过程中，密切观察病人的反应及局部皮肤情况，询问有无不适感。

（7）治疗结束后，取下贴敷药物，用温毛巾擦拭病人局部皮肤，协助病人着衣。

（8）整理床单位，处理用物，洗手。

（9）记录。

5. 注意事项

（1）孕妇的脐部、腹部、腰骶部及某些敏感穴位如合谷、三阴交等，不宜贴敷，以免局部刺激引起流产。

（2）药物应均匀涂抹于敷料中央，厚薄一般以 0.2 ~ 0.5 cm 为宜。

（3）贴敷部位应交替使用，不宜于同一部位连续贴敷。

（4）除拔毒膏外，病人患处有红肿及溃烂时不宜贴敷药物，以免发生化脓性感染。

（5）对于残留在皮肤上的药物，擦洗时不宜使用肥皂或其他刺激性物品。

（6）使用敷药后，如出现红疹、瘙痒、水疱等过敏现象，应暂停贴敷，报告医师，配合医师进行处理。

参考文献

[1] 王燕，龚洁，朱智芸. 基于子午流注理论择时穴位贴敷治疗脾肾气虚型夜尿症临床观察 [J]. 中国中医药现代远程教育，2021，19（14）：116–119.

[2] 王恒. 中西医结合治疗慢性肾脏病的临床效果 [J]. 内蒙古中医药，2021，40（10）：57–59.

[3] 马源，费佳，朱辟疆. 脐疗治疗脾肾亏虚夹瘀浊型慢性肾脏病患者胃肠功能紊乱的临床观察 [J]. 上海针灸杂志，2021，40（6）：681–685.

[4] 林琳，蔡珏. 基于"穴位贴敷、耳穴压丸"等技术探讨早期糖尿病肾脏病气阴两虚证患者的中医护理体会 [J]. 中国中西医结合肾病杂志，2020，21（1）：71–72.

[5] 徐小燕，周春亭，方玲莉，等. 中药热熨治疗慢性肾脏病3～4期夜尿增多症临床观察 [J]. 上海针灸杂志，2020，39（6）：706–710.

[6] 袁菲菲. 中医治疗慢性肾脏病夜尿增多研究进展 [J]. 新中医，2020，52（23）：32–35.

[7] 黄敏，马晓伟，张慧，等. 益肾泄浊通络方联合穴位敷贴治疗慢性肾脏病3～4期临床研究 [J]. 山东中医杂志，2019，38（9）：829–832.

[8] 刘颖，张春艳，张倩. 综合护理干预对透析治疗慢性肾脏病患者的影响 [J]. 齐鲁护理杂志，2020，26（21）：45–47.

[9] 周翠，李寅龙. 耳穴压豆联合中药穴位贴敷对终末期肾病患者睡眠质量与负性情绪的影响 [J]. 中国中医药科技，2019，26（4）：584–585.

[10] 钟晓琴，蒋莹，王莉，等. 延续护理对慢性肾脏病3～5期患者蛋白质能量和脂质代谢的影响 [J]. 国际护理学杂志，2020，39（11）：2101–2104.

[11] 车玥霓，殷玲，朱羿霖，等. 中医治疗对慢性肾脏病5D期患者生存质量影响的单中心调查研究 [J]. 中国全科医学，2019，22（21）：2632–2637.

[12] 黄圣洁，熊维建，邓星. 1例慢性肾脏病5期半永久中心静脉导管相关性感染的护理 [J]. 检验医学与临床，2020，17（8）：1150–1152.

[13] 何莉，黄燕林，侯璐蒙，等. 基于5E康复模式的延续性护理在慢性肾脏病矿物质与骨异常患者血液透析治疗中的应用效果 [J]. 广西医学，2020，42（5）：651–655.

[14] 李林娟，聂晚年. 慢性肾脏病患者合并乳糜胸腹水的护理体会 [J]. 医学临床研究，2020，37（5）：791–793.

[15] 敬剑英，郭雪梅，张和平，等. 微信平台联合家庭参与式护理模式在慢性肾脏病患者自我管理中的应用 [J]. 川北医学院学报，2020，35（5）：925–929.

[16] 郭亚丽，李海婷，贾伞伞，等. 穴位贴敷疗法治疗类风湿性关节炎疗效的 Meta 分析 [J]. 中西医结合护理，2021（1）：50–55.

[17] 张来根，王培民. 中医药贴敷疗法发展及应用 [J]. 世界中医药，2018，13（11）：2932–2936.

[18] 任爽，张杰. 中药穴位贴敷疗法临床应用与研究进展 [J]. 辽宁中医药大学学报，2016，18（6）：81–83.

[19] 陈姗，宣丽华. 穴位贴敷不同作用途径的研究进展：新时代 新思维 新跨越 新发展——2019中国针灸学会年会暨40周年回顾论文集. [C/OL]. DOI:10. 26914/c. cnkihy. 2019. 004087.

穴位贴敷技术操作流程图

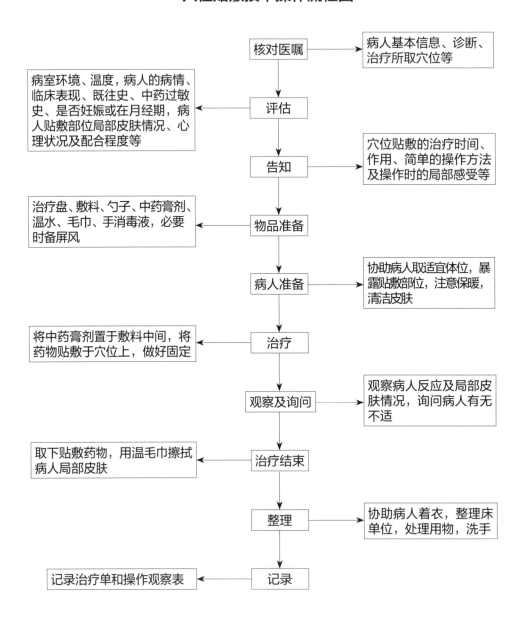

核对医嘱 → 病人基本信息、诊断、治疗所取穴位等

病室环境、温度，病人的病情、临床表现、既往史、中药过敏史、是否妊娠或在月经期，病人贴敷部位局部皮肤情况、心理状况及配合程度等 ← 评估

告知 → 穴位贴敷的治疗时间、作用、简单的操作方法及操作时的局部感受等

治疗盘、敷料、勺子、中药膏剂、温水、毛巾、手消毒液，必要时备屏风 ← 物品准备

病人准备 → 协助病人取适宜体位，暴露贴敷部位，注意保暖，清洁皮肤

将中药膏剂置于敷料中间，将药物贴敷于穴位上，做好固定 ← 治疗

观察及询问 → 观察病人反应及局部皮肤情况，询问病人有无不适

取下贴敷药物，用温毛巾擦拭病人局部皮肤 ← 治疗结束

整理 → 协助病人着衣，整理床单位，处理用物，洗手

记录治疗单和操作观察表 ← 记录

穴位贴敷技术操作考核评分标准

项目	分值	技术操作要求	评分说明
仪表	2	仪表端庄、戴表	仪表形象不佳扣1分，未戴表扣1分，最高扣2分
核对	2	核对医嘱	未核对扣2分，核对不全扣1分，最高扣2分
评估	3	病室环境、温度，病人的病情、临床表现、既往史、中药过敏史、是否妊娠或在月经期	未评估扣3分，评估少一项扣1分，最高扣3分
	2	敷药部位皮肤情况、病人心理状况	未评估扣2分，评估少一项扣1分，最高扣2分
告知	4	穴位贴敷的治疗时间、作用、简单的操作方法及操作时的局部感受	未告知扣4分，告知少一项扣1分，最高扣4分
用物准备	2	洗手，戴口罩	未洗手扣1分，未戴口罩扣1分，最高扣2分
	4	备齐并检查用物	未备齐用物扣2分，未检查用物扣2分，最高扣4分
环境与病人准备	3	病室整洁，光线明亮，温度适宜	未准备环境扣3分，准备不充分扣1分，最高扣3分
	7	协助病人取适宜体位，充分暴露贴敷部位，保暖，保护隐私	未进行体位摆放扣2分，未充分暴露贴敷部位扣1分，未保暖扣2分，未保护隐私扣2分，最高扣7分
操作过程	2	核对医嘱	未核对扣2分，核对不全扣1分，最高扣2分
	4	清洁局部皮肤，观察局部皮肤情况	未清洁扣2分，未观察扣2分，最高扣4分
	16	根据敷药面积，取大小合适的敷料，将中药膏剂涂抹于敷料中间，厚0.2～0.5 cm	敷料大小不合适扣6分，摊药面积过大或过小或溢出敷料外扣5分，药物过厚或过薄扣5分，最高扣16分
	12	将药物贴敷于穴位上，做好固定	贴敷位置不准确扣8分，未固定扣4分，最高扣12分
	2	与病人保持交流，询问有无不适	未询问病人感受扣2分，最高扣2分
	2	治疗时间：6～8小时	时间不合理扣2分，最高扣2分
	4	治疗结束后，取下贴敷药物，清洁皮肤	未清洁皮肤扣4分，最高扣4分
	4	观察局部皮肤，询问病人有无不适	未观察局部皮肤扣2分，未询问扣2分，最高扣4分
	2	协助病人着衣，整理床单位	未协助病人着衣扣1分，未整理床单位扣1分，最高扣2分
	2	洗手，再次核对医嘱	未洗手扣1分，未核对扣1分，最高扣2分
操作后处置	2	按《医疗机构消毒技术规范》处理用物	未处理扣2分，处理方法不正确扣1分，最高扣2分
	2	洗手	未洗手扣2分，最高扣2分
	1	记录	未记录扣1分，最高扣1分
评价	6	流程合理，技术熟练，局部皮肤无损伤，询问病人感受	一项不合格扣2分，最高扣6分
理论提问	5	穴位贴敷的适应证	回答不全扣2分，未答出扣5分，最高扣5分
	5	穴位贴敷的注意事项	回答不全扣2分，未答出扣5分，最高扣5分
得分			

主考老师签名： 考核日期： 年 月 日

八、中药热罨包技术

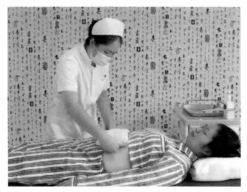

中药热罨包技术

【概念】

中药热罨包技术，是将药包加热后置于身体的患病部位或某一特定位置（如穴位），通过热罨包的热蒸气使局部的毛细血管扩张，血液循环加速，利用温热之力使药力通过体表透入经络、血脉，达到温经通络、调和气血、祛湿驱寒、消肿止痛等作用的一种外治方法。

【历史沿革】

1. 中医古籍记载

热罨包又称中药热敷法，属中医外治体系熨法的范畴，是将药物加热后涂抹或烫烤病人体表特定部位，用来行气、活血、通络、消肿的一种外治疗法。早在马王堆出土医书《五十二病方》中就有关于"治齐（脐）"的记载，即将炒热的药末热敷于肚脐上以治疗风寒湿痹，此为药熨法之最早记载。

《黄帝内经》的成书标志着中医理论体系的全面完善，其中《素问·血气形志》中即有"病生于筋，治之以熨引"的描述。"熨引"即热敷法，分为干热敷和湿热敷。药熨袋的制作方法为：把药物剉碎，浸入醇酒中，将丝绵一斤、细布匹四丈放入其中。加上盖子不使漏气，放在燃着的干马粪中煨五天五夜，取出晒干，干后再浸入酒内一整天，如此反复，直至将药酒浸干为止。将布做成药熨袋，将丝绵与药渣装入其内。《黄帝内经》中此种药熨袋的制作方法详细但略显复杂，后世医家在此种方法的基础上进行了创新和简化，如《普济方·诸疮肿门·风中》中载："上为粗末作二剂，赤皮葱连须切半片，酽醋拌匀，炒令极热。帛裹于疮熨之，稍冷即换药熨之。"提出用布包裹着炒热切碎后的中药末即可热熨，同样有温通经络、活血行气的作用，可用来治疗疮疡肿毒。《千金方》中亦有"蛇床子一升，布裹炙熨之。亦治产后阴中痛"便是将蛇床子贮于布囊中，敷于患处，间接熨烫，来治疗产后阴挺、阴中痛等妇科疾病。此两处所载之法是对《黄帝内经》的药熨袋制作法的简化，同样深化了《黄帝内经》药熨法的治疗理论，对药熨法的发展起到了承前启后的作用。

唐代医家孙思邈的《备急千金要方》中记载："治虚寒腹痛、上吐、下泻，以吴茱萸纳脐，帛布封之。"《千金翼方》中记载："治霍乱吐泻，筋脉挛急，此病朝发夕死，以急救暖脐散填脐。"此外，孙思邈用东壁土，或苍耳子烧灰，或露蜂房烧灰敷脐以治疗脐中流水，用杏仁捣如泥与猪髓搅和均匀后敷脐以治脐红肿。王焘的《外台秘要》中也有许多脐疗方法的记录，如用盐和苦酒涂脐治疗二便不通等，此对后世贴敷疗法的应用，产生了深远的影响。

宋元时期的《太平圣惠方》和《圣济总录》两书，所载药物填脐的方剂颇多，如《圣济总录》中记载"腹中寒冷，泄泻久不愈，暖脐膏贴脐，则病已""治膀胱积滞，风毒气胀，小便不通，取葱津一蛤蜊壳许，入腻粉调如液，封脐内，以裹肚定，热手熨，须臾即通"。《南阳活人书》中记载，用葱白烘热敷脐治阴毒腹痛、厥逆唇青挛缩、六脉欲绝者。由此可见，宋代应用贴敷治病已经相当普遍。

而明代李时珍的《本草纲目》中常用热熨法治疗产后病。如治产后阴脱用"铁炉中紫尘，羊脂，二味和匀，布裹炙热，熨推纳上"（锻灶灰条引《徐氏胎产方》）；"绢盛蛇床子，蒸热熨之"（蛇床条引《千金方》）；治产后腹痛，"胞衣不出欲死，因感寒起者。陈蕲艾二斤，焙干，捣铺脐，以绢覆住，熨斗熨之，待口中艾气出，则痛自止矣"（艾条引《杨诚经验方》）；治女人阴脱用"铁精、羊脂，布裹炙热，熨推之"（铁精条引《圣惠方》）。

至清代，《理瀹骈文》提出了"外治之理，即内治之理"的重要观点，标志着中医外治法的发展与成熟，也为现代中医外治法的传承应用和创新提供了理论基础。清代医家赵学敏的《串雅内编》和《串雅外编》两书中均载有不少民间药物贴脐的验方，如"治水肿病，小便不通，以甘遂末涂脐上，甘草梢煎汤液服之"。

2. 现代医家研究

时至现代，熨法仍以其简便、价廉、疗效确切，无创伤无痛苦、安全可靠、奏效迅速，以及病人易于接受等优点，而在临床上被广泛运用。熨法不经过胃肠给药，无损伤脾胃之弊端，无毒副作用，直接刺激皮部及腧穴。现代临床应用时通常是将中药通过炒或微波炉加热后包裹于棉纱布袋或毛巾内热敷，或将中药放入煎药锅内煎煮并保温，再用毛巾浸药液后绞干，包裹于中单内外敷。董联玲教授认为热熨法可以提升正气以抵御外邪，并增强体质。

现代医学指出，药物经皮肤吸收过程包括两个时相：①穿透相，药物通过皮肤结构角质层和表皮，进入细胞外间质；②吸收相，药物分子通过皮肤微循环，从细胞外液迅速地弥散于血液循环。外用熨剂加强了穿透相，所以药物作用发挥更为迅速。

综上所述，中药热罨包具有药品用量少、费用低的特点，减轻了病人的经济压力，有着广泛的社会效益，值得推广和普及。

【适应证】

中药热罨包技术适用于各种慢性、虚寒性疾病，四肢关节痛，腰背肩颈部疼痛，肌肉劳损等。

【技术创新点】

我院总结应用中药热罨包外治法的经验，根据子午流注，基于中医天人合一的观念，遵循中医经络理论，以不同时间气血流注为原则，针对病情，采取在不同时间使用中药热罨包的方法对疾病进行治疗，疗效显著。

在中药热罨包常用方中，吴茱萸散寒止痛、降逆止呕，可用于脘腹胀痛；白术燥湿健脾、固表止汗，可用于脾虚食少、腹胀泄泻；艾叶温经止血、散寒止痛，可用于少腹冷痛、经寒不调；延胡索行气活血、止痛，可用于气血瘀滞诸痛证；粗盐味咸以散结。诸药包裹于药袋内，加热之后，通过对穴位的热敷产生刺激作用，能改善局部血运，增强脾胃的运化能力，改善脏腑气血的运行，调节脏腑阴阳平衡。

【中药热罨包技术操作】

1.评估

（1）病室环境、温度。

（2）病人的病情、临床表现、既往史、中药过敏史、是否妊娠或在月经期。

（3）病人治疗部位皮肤情况及对温度的耐受程度。

（4）病人的心理状况及配合程度。

2.告知

（1）中药热罨包技术的治疗时间、作用及简单的操作方法。

（2）治疗过程中有任何不适，应及时告知医护人员。

（3）若局部皮肤产生烧灼、热烫的感觉，须立即停止治疗。

（4）治疗结束后，不宜立即洗澡。注意保暖，防止受凉感冒。

3.物品准备

治疗盘、中药、布袋、毛巾、微波炉、测温枪、手消毒液，必要时备屏风。

4.操作流程

（1）核对医嘱，评估病人，告知病人相关注意事项。

（2）携用物至床旁，协助病人取舒适体位，暴露治疗部位，使病人尽量放松，同时注意保暖以防外感，必要时用屏风遮挡。

（3）用温毛巾清洁病人局部皮肤。

（4）将准备好的中草药装入特制的布袋，加热，温度控制在 50 ~ 60 ℃。

（5）将加热好的热罨包敷于治疗部位。

（6）治疗时间：20 ~ 30分钟。治疗过程中，密切观察病人的反应，询问病人有无不适。

（7）治疗结束，取下热罨包，用温毛巾擦拭病人局部皮肤，观察局部皮肤情况，询问病人有无不适，协助病人着衣。

（8）整理床单位，处理用物，洗手。

（9）记录。

5.注意事项

（1）局部皮肤有破损、溃疡及无知觉处禁用，麻醉未清醒者禁用，孕妇腰骶部及妇女经期禁用，有消化道出血危险者慎用。

（2)热罨包温度以病人能耐受并感到舒适为宜，不宜超过60℃。对老人、婴幼儿使用时，热罨包温度不宜超过 50℃。

（3）操作过程中应注意病人局部皮肤情况以及热罨包温度，以防烫伤病人。操作后擦净局部皮肤，观察皮肤情况，如有烫伤等情况发生，应及时处理。

参考文献

[1] 严健民. 五十二病方注补译［M］. 北京：中医古籍出版社，2005.

[2] 朱橚. 普济方［M］. 上海：上海古籍出版社，1991.

[3] 孙思邈. 千金方［M］. 呼和浩特：内蒙古人民出版社，2006.

[4] 王聪，徐敬田，于冰，等. 《黄帝内经》药熨法荟萃 [J]. 山东中医杂志，2016，35（8）：688–690.

[5] 葛洪. 肘后备急方 [M]. 北京：人民卫生出版社. 1956.

[6] 蒋希林. 王振涛. 中华脐疗大全 [M]. 北京：中国中医药出版社. 1998.

[7] 雷磊，尤昭玲. 《本草纲目》中的妇科病外治疗法 [J]. 中医杂志，2002（5）：395–396.

中药热罨包技术操作流程图

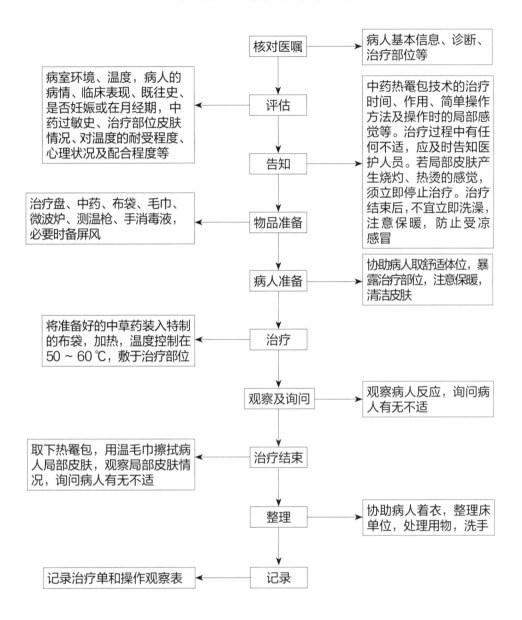

核对医嘱 → 病人基本信息、诊断、治疗部位等

病室环境、温度，病人的病情、临床表现、既往史、是否妊娠或在月经期，中药过敏史、治疗部位皮肤情况、对温度的耐受程度、心理状况及配合程度等 ← 评估

告知 → 中药热罨包技术的治疗时间、作用、简单操作方法及操作时的局部感觉等。治疗过程中有任何不适，应及时告知医护人员。若局部皮肤产生烧灼、热烫的感觉，须立即停止治疗。治疗结束后，不宜立即洗澡，注意保暖，防止受凉感冒

治疗盘、中药、布袋、毛巾、微波炉、测温枪、手消毒液，必要时备屏风 ← 物品准备

病人准备 → 协助病人取舒适体位，暴露治疗部位，注意保暖，清洁皮肤

将准备好的中草药装入特制的布袋，加热，温度控制在 50～60 ℃，敷于治疗部位 ← 治疗

观察及询问 → 观察病人反应，询问病人有无不适

取下热罨包，用温毛巾擦拭病人局部皮肤，观察局部皮肤情况，询问病人有无不适 ← 治疗结束

整理 → 协助病人着衣，整理床单位，处理用物，洗手

记录治疗单和操作观察表 ← 记录

中药热罨包技术操作考核评分标准

项目	分值	技术操作要求	评分说明
仪表	2	仪表端庄、戴表	仪表形象不佳扣1分，未戴表扣1分，最高扣2分
核对	2	核对医嘱	未核对扣2分，核对不全扣1分，最高扣2分
评估	4	病室环境、温度，病人的病情、临床表现、既往史、中药过敏史、是否妊娠或在月经期	未评估扣4分，评估少一项扣1分，最高扣4分
	3	病人对温度的耐受程度及治疗局部皮肤情况、心理状况	未评估扣3分，评估少一项扣1分，最高扣3分
告知	4	中药热罨包的治疗时间、作用、简单的操作方法及操作时的局部感受	未告知扣4分，告知少一项扣1分，最高扣4分
用物准备	2	洗手，戴口罩	未洗手扣1分，未戴口罩扣1分，最高扣2分
	4	备齐并检查用物	未备齐用物扣2分，未检查用物扣2分，最高扣4分
环境与病人准备	3	病室整洁，光线明亮，温度适宜	未准备环境扣3分，准备不充分扣1分，最高扣3分
	7	协助病人取舒适体位，充分暴露治疗部位，保暖，注意保护隐私	未进行体位摆放扣2分，未充分暴露治疗部位扣1分，未保暖扣2分，未保护隐私扣2分，最高扣7分
操作过程	2	核对医嘱	未核对扣2分，核对不全扣1分，最高扣2分
	4	清洁局部皮肤，观察局部皮肤情况	未清洁扣2分，未观察扣2分，最高扣4分
	6	将准备好的中草药装入特制的布袋	浪费中草药扣6分，最高扣6分
	6	加热热罨包，温度控制在50～60℃	未测试温度扣3分，温度过高或过低扣3分，最高扣6分
	6	将热罨包敷于治疗部位	部位不准确扣6分，最高扣6分
	4	与病人保持交流，询问有无不适	未询问病人感受扣4分，最高扣4分
	4	治疗时间：20～30分钟	时间不合理扣4分，最高扣4分
	2	治疗结束，取下热罨包，清洁皮肤	未清洁皮肤扣2分，最高扣2分
	4	观察局部皮肤情况，询问有无不适	未观察局部皮肤扣2分，未询问扣2分，最高扣4分
	6	协助病人着衣，整理床单位	未协助病人着衣扣3分，未整理床单位扣3分，最高扣6分
	4	洗手，再次核对医嘱	未洗手扣2分，未核对扣2分，最高扣4分
操作后处置	2	按《医疗机构消毒技术规范》处理用物	未处理扣2分，处理方法不正确扣1分，最高扣2分
	2	洗手	未洗手扣2分，最高扣2分
	1	记录	未记录扣1分，最高扣1分
评价	6	流程合理，技术熟练，局部皮肤无损伤，询问病人感受	一项不合格扣2分，最高扣6分
理论提问	5	中药热罨包的适应证	回答不全扣2分，未答出扣5分，最高扣5分
	5	中药热罨包的注意事项	回答不全扣2分，未答出扣5分，最高扣5分
得分			

主考老师签名：　　　　　　　　　　　　考核日期：　　年　　月　　日

九、中药涂药技术

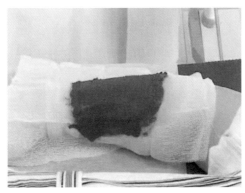

中药涂药技术

【概念】

中药涂药技术，是将中药制成水剂、酊剂、油剂、膏剂等剂型，涂抹于患处或涂抹于纱布后外敷于患处，以祛风除湿、解毒消肿、止痒镇痛的一种操作方法。

【历史沿革】

1. 中医古籍记载

在原始社会，人类为了自身的生存和健康，不得不在与灾害的搏斗中自我救护，消除病痛。通过长期反复实践，人们总结出了将泥土、树叶、草茎等捣烂涂敷伤口或特定部位的外治方法。

甲骨文中就有大量关于中医外治的文字记载。《周礼·天官》中记载了治疗疮疡常用的外敷药物法、药物腐蚀法等，如"疡医掌肿痛、溃疡、折疡、金疡、祝药刮杀之齐，凡疗疡以五毒攻之……"其中，"祝药"即附着药。

在我国现存最早的临床医学文献《五十二病方》中，记载了"傅""涂""封安"等疮口外治之法，还记载了用白芥子泥敷于百会穴治疗毒蛇咬伤等方法。春秋战国时期成书的中医经典著作《黄帝内经》中有"内者内治，外者外治"的论述，还有涂白酒和桂心治风中血脉等记载。

东汉时期，张仲景在《伤寒杂病论》中记述了烙、熨、外敷、药浴等多种外治方法，而且列举了各种方药，曾提到"四肢才觉重滞，即导引吐纳针灸膏摩，勿令九窍闭塞"，说明汉代以前通过外敷各种药膏治疗内外诸疾已相当广泛。

晋代葛洪的《肘后备急方》首次记载了用生地黄捣烂外敷治伤，并收录了大量外用膏药，如续断膏、丹参膏、雄黄膏、五毒神膏等，并注明了具体的制用方法，而且对黑膏药制法、条件、用具均有详细记载。

隋唐时期的著作《备急千金要方》《外台秘要》《太平圣惠方》《针灸资生经》《外科正宗》等，以及宋代著作《太平惠民和剂局方》中均载有可用于局部治疗或透皮吸收的膏药，如"治疗腰腿脚风痹冷痛有风，川乌头三个去皮脐，为散，涂帛贴，须臾而止"。《圣济总录》中指出："膏取其膏润，以祛邪毒，凡皮肤蕴蓄之气，膏能消之，又能摩之也。"初步探讨了中药外治的机制。

明代李时珍的《本草纲目》述及外贴膏药治疗痈疽、风湿之症，收载了不少涂药疗法，并为人们所熟知和广泛采用，如黄连粉调敷脚心治疗小儿赤眼至今仍在临床使用。陈实功的《外科正宗》中载有膏方 26 张，多以麻油、黄丹、松香、白蜡等为基质，并详细记载了膏药的制法与用途。汪机所著的《外科理例》，载有软、硬膏方 11 张，多以麻油、黄丹、牛皮胶等为基质。

《急救广生集》又名《得生堂外治秘方》，是我国清代著名的外治法专书，书中涵盖了清嘉庆以前历代医家行之有效的外治经验，内容极为丰富。书中所用外治法包括涂、针、灸、砭、镰、浸洗、熨揭、蒸提、按摩等，几乎集外治之大成，其中许多方法沿用至今，确有疗效。

综上所述，历代中医古籍为后人留下了关于中医外治法中药涂药技术的大量宝贵资料，指导着现代中医学家发扬此项技术。在科技发展日新月异的今天，为更好地促进药物吸收，增强疗效，中药外治技术多与现代科技结合，配合使用光、电、磁等方法，以加速病人的痊愈，造福广大人民。

2. 现代医家研究

新中国成立以后，中医药事业得到了长足发展。社会的发展，科技的进步，促使涂药技术多样化发展，从涂药的方法到剂型都有了进一步改进。现代医家不仅系统地整理了前人应用涂药技术的经验，而且对涂药技术的作用机制也进行了深入研究，在涂药剂型的制法和应用上进行了改进,并且对传统外治药物的机制、制备、组方等进行了总结、更新和充实,使之能更好地应用于临床。

　　许多边缘学科及交叉学科的出现,为中药涂药疗法等外治方法注入了新的活力。由于涂药疗法大多局限于广义上的外敷,故而人们对治疗工具的探索主要着眼于如何协同使用多种方法和促进药物吸收。一方面,运用生物学、物理学等领域的知识和技术,研制出新的具有治疗作用的仪器并与涂药外治协同应用;另一方面,研制出既能促进药物吸收,又使用方便的器具。此外,现代医学研究的透皮给药系统,可以透过皮肤屏障,在预定的时间内,以恒定的速度释放出一种或数种活性成分到血液循环系统中,其最大的优势在于可以保持稳定的血药浓度,使药物发挥并保持最大的治疗作用。

【适应证】

　　中药涂药技术适用于跌仆损伤、烫伤、烧伤、疖痈、压疮、静脉炎等。

【技术创新点】

　　我院常将中药涂药技术应用于临床中的压疮病人。中医认为,压疮的发生,在内,是由于久卧伤气,气虚导致血液运行不畅;在外,是由于躯体重量对着力点的压迫导致受压部位气血瘀滞,造成局部皮肤失于濡养而坏死,形成疮疡。中医将压疮归属"疮疡"范畴,"热胜肉腐"是皮肤疮疡发病的关键病机。局部疮疡的"肉腐"乃是机体气血凝滞和脏腑失和的外在表现。中医治疗压疮以外治法为主,多采用膏药(如如意金黄膏、生肌橡皮膏、云南白药粉)、中药溻渍湿敷治疗,而涂药法作为适宜的中医技术之一,却鲜有报道。我院多次将中药涂药技术应用于压疮病人,疗效显著。

【中药涂药技术操作】

1.评估

(1)病室环境、温度。

(2)病人的病情、临床表现、既往史、中药过敏史、是否妊娠或在月经期。

(3)病人涂药部位皮肤情况。

(4)病人的心理状况及配合程度。

2.告知

(1)中药涂药技术的治疗时间、作用及简单的操作方法。

（2）涂药后如出现痛、痒、胀等不适，应及时告知护士，勿擅自触碰或抓挠局部皮肤。

（3）涂药后若敷料脱落或包扎松紧不适宜，应及时告知护士。

（4）涂药后可能出现药物、油膏污染衣物的情况。

（5）中药可致皮肤着色，数日后可自行消退。

3. 物品准备

治疗盘、中药膏剂、治疗碗、弯盘、涂药板、镊子、生理盐水棉球、纱布、温水、毛巾、治疗巾、手消毒液，必要时备屏风。

4. 操作流程

（1）核对医嘱，评估病人，告知病人相关注意事项。

（2）携用物至床旁，协助病人取舒适体位，暴露涂药部位，使病人尽量放松，同时注意保暖以防外感，必要时用屏风遮挡。

（3）患处下铺治疗巾，用生理盐水棉球清洁皮肤并观察局部皮肤情况。

（4）将中药制剂均匀涂抹于患处或涂抹于纱布后外敷于患处，药物涂抹范围以超出患处 1 ～ 2 cm 为宜。

（5）各类剂型用法如下。

1）混悬液：先摇匀，然后用棉签涂抹。

2）水、酊剂类药物：用镊子夹棉球蘸取药物涂擦，干湿度适宜，以不滴水为度，涂药均匀。

3）膏状类药物：用棉签或涂药板取药涂擦，涂药厚薄均匀，以 2 ～ 3 mm 为宜。

4）霜剂：用手掌或手指反复涂擦，使之渗入肌肤。

（6）根据涂药的位置、药物的性质确定是否需要覆盖，如需要，选择适当的敷料覆盖并固定。

（7）敷药时间：30 分钟，治疗过程中密切观察病人的反应及局部皮肤情况，询问病人有无不适。

（8）治疗结束，取下中药，用温毛巾擦拭病人局部皮肤。观察病人局部皮肤情况，询问病人有无不适。

（9）协助病人着衣，整理床单位，处理用物，洗手。

（10）记录。

5. 注意事项

（1）婴幼儿（尤其是颜面部）、过敏体质者及孕妇慎用。

（2）涂药不宜过厚以防毛孔堵塞。

（3）对脓头初起或成脓阶段的肿疡，脓头部位不宜涂药。乳痈涂药时，要在敷料上剪一缺口，使乳头露出，以利于乳汁的排出。

（4）涂药后，观察病人局部及全身情况，如出现丘疹、瘙痒、水疱或局部肿胀等过敏现象，立即停止用药，将药物擦洗干净并报告医生，配合医生进行处理。

（5）患处若有敷料，不可强行撕脱，可用生理盐水棉球洇湿敷料后再揭去，并擦去药迹。

参考文献

[1] 朱晓龙. 穴位贴敷疗法的历史沿革及现代研究 [J]. 贵阳中医学院学报，2010，32（2）：1-3.

[2] 蒋运兰，吴伦卉，雷花. 中医护理在压疮防治中的应用 [J]. 四川中医，2008（8）：125-126.

[3] 王振宜，李斌，章云. 唐汉钧教授运用祛瘀生肌法治疗慢性溃疡经验拾零 [J]. 新中医，2002（6）：13-14.

[4] 阙华发. 慢性下肢溃疡的中医诊治 [J]. 世界中医药，2013，8（2）：148-151.

[5] 国家中医药管理局. 关于印发《护理人员中医技术使用手册》的通知 [EB/OL]. http://yzs. satcm. gov. cn/gongzuodongtai/2018-03-24/2691. html. 2015-12-28.

中药涂药技术操作流程图

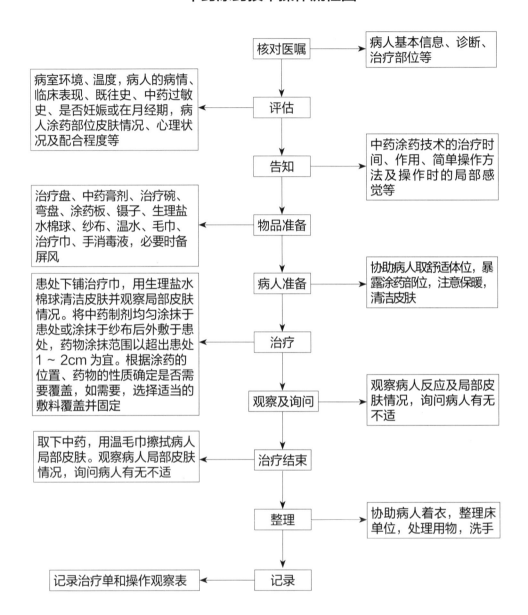

核对医嘱 → 病人基本信息、诊断、治疗部位等

病室环境、温度，病人的病情、临床表现、既往史、中药过敏史、是否妊娠或在月经期，病人涂药部位皮肤情况、心理状况及配合程度等 ← 评估

告知 → 中药涂药技术的治疗时间、作用、简单操作方法及操作时的局部感觉等

治疗盘、中药膏剂、治疗碗、弯盘、涂药板、镊子、生理盐水棉球、纱布、温水、毛巾、治疗巾、手消毒液，必要时备屏风 ← 物品准备

病人准备 → 协助病人取舒适体位，暴露涂药部位，注意保暖，清洁皮肤

患处下铺治疗巾，用生理盐水棉球清洁皮肤并观察局部皮肤情况。将中药制剂均匀涂抹于患处或涂抹于纱布后外敷于患处，药物涂抹范围以超出患处1～2cm为宜。根据涂药的位置、药物的性质确定是否需要覆盖，如需要，选择适当的敷料覆盖并固定 ← 治疗

观察及询问 → 观察病人反应及局部皮肤情况，询问病人有无不适

取下中药，用温毛巾擦拭病人局部皮肤。观察病人局部皮肤情况，询问病人有无不适 ← 治疗结束

整理 → 协助病人着衣，整理床单位，处理用物，洗手

记录治疗单和操作观察表 ← 记录

中药涂药技术操作考核评分标准

项目	分值	技术操作要求	评分说明
仪表	2	仪表端庄、戴表	仪表形象不佳扣1分，未戴表扣1分，最高扣2分
核对	2	核对医嘱	未核对扣2分，核对不全扣1分，最高扣2分
评估	3	病室环境、温度，病人的病情、临床表现、既往史、中药过敏史、是否妊娠或在月经期	未评估扣3分，评估少一项扣1分，最高扣3分
	2	病人涂药部位皮肤情况、心理状况	未评估扣2分，评估少一项扣1分，最高扣2分
告知	4	涂药的治疗时间、作用、简单的操作方法及操作时的局部感受	未告知扣4分，告知少一项扣1分，最高扣4分
用物准备	2	洗手，戴口罩	未洗手扣1分，未戴口罩扣1分，最高扣2分
	4	备齐并检查用物	未备齐用物扣2分，未检查用物扣2分，最高扣4分
环境与病人准备	3	病室整洁，光线明亮，温度适宜	未准备环境扣3分，准备不充分扣1分，最高扣3分
	7	协助病人取舒适体位，充分暴露治疗部位，保暖，保护隐私	未进行体位摆放扣2分，未充分暴露治疗部位扣1分，未保暖扣2分，未保护隐私扣2分，最高扣7分
操作过程	2	核对医嘱	未核对扣2分，核对不全扣1分，最高扣2分
	4	用生理盐水棉球清洁皮肤，观察局部皮肤情况	未清洁扣2分，未观察扣2分，最高扣4分
	6	将药物摇匀（水剂）或调匀（膏药）	未摇匀扣6分，最高扣6分
	20	将中药制剂均匀涂抹于患处或涂抹于纱布后外敷于患处，药物涂抹范围以超出患处1～2cm为宜。根据涂药的位置、药物的性质确定是否需要覆盖，如需要，选择适当的敷料覆盖并固定	涂药部位不正确扣5分，方法不正确扣5分，范围过大或过小扣5分，未固定扣5分，最高扣20分
	4	与病人保持交流，询问有无不适	未询问病人感受扣4分，最高扣4分
	2	敷药时间：30分钟	时间不合理扣2分，最高扣2分
	2	治疗结束，取下中药，清洁皮肤	未清洁皮肤扣2分，最高扣2分
	4	观察病人局部皮肤情况，询问病人有无不适	未观察局部皮肤扣2分，未询问扣2分，最高扣4分
	4	协助病人着衣，整理床单位	未协助病人着衣扣2分，未整理床单位扣2分，最高扣4分
	2	洗手，再次核对医嘱	未洗手扣1分，未核对扣1分，最高扣2分
操作后处置	2	按《医疗机构消毒技术规范》处理用物	未处理扣2分，处理方法不正确扣1分，最高扣2分
	2	洗手	未洗手扣2分，最高扣2分
	1	记录	未记录扣1分，最高扣1分
评价	6	流程合理，技术熟练，局部皮肤无损伤，询问病人感受	一项不合格扣2分，最高扣6分
理论提问	5	中药涂药的适应证	回答不全扣2分，未答出扣5分，最高扣5分
	5	中药涂药的注意事项	回答不全扣2分，未答出扣5分，最高扣5分
得分			

主考老师签名：　　　　　　　　　　　考核日期：　　　年　　　月　　　日

十、中药湿热敷技术

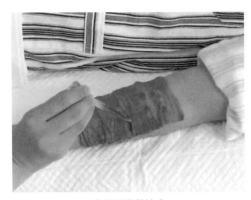

中药湿热敷技术

【概念】

中药湿热敷技术，是将中药煎汤或浸泡于其他溶媒，根据治疗需要选择常温或加热，将在中药液中浸泡过的敷料敷于患处，以疏通气机、调节气血、平衡阴阳，达到疏通腠理、清热解毒、消肿止痛等作用的一种操作方法。

【历史沿革】

1. 中医古籍记载

中药湿热敷是目前应用非常广泛的一种中医外治法，它是将湿热疗法与中药疗法有机结合共同作用于机体的一种内病外治的方法。《素问·阴阳应象大论》记载："善治者治皮毛，其次治肌肤，其次治筋脉。"中药湿热敷法，可使中药成分经皮肤吸收，对患病部位进行有效渗透，药力直达病灶，驱邪外出。

中医湿敷疗法是中医皮肤科常用的外治法，属于中医古籍"溻渍"法范畴。中药溻渍是中医传统外治法之一。溻者，湿敷也，指将药棉或药布浸于中药药液后，敷于患处；渍者，浸渍也，指用中药药液直接浸渍患部。"溻"与"渍"是两种不同的中药外用方法，分别相当于湿敷和泡洗。

溻渍法历史悠久。北宋以前，外洗法被视作针石、膏药，甚至内治法等治法的辅助方法，此前的大部分记载，是把外洗法作为敷药之前的准备工作。元代起，溻渍法始被视作独立的治疗方法。前人敷药，或研末为散，或调油为膏，敷于患处，直至元代，齐德之在《外科精义·针烙疮肿法》中才提出："夫疮候多端，欲辨浅深，直须得法……恶疮初生，其头如米粟，微似有痛痒，误触破之即燃展，觉有深意，速服犀角汤及漏芦汤、通气丸等，取通利疏畅，兼用浴毒汤溻渍之类。"又云："如其未成脓已前，不可以诸药贴熁溻渍救疗，以待自消；久入不消，内溃成脓，即当弃药，从其针烙……"《外科精义·内消法》云："初觉气血郁滞，皮肉结聚，肿而未溃，特可疏涤风热，通利脏腑一二行，徐次诸汤溻渍，即得内消矣。不然，则治之稍慢，毒热不散，反攻其内，致令脓血之聚也。"始有系统论述用中药药液（如"浴毒汤"）溻渍患处的治疗方法。至此时，溻法与渍法合二为一。

溻渍法不仅能清洗创口，与湿敷相结合，还可使药效更加持久。元代的溻渍法，主要用于肿疡初起未溃，而气血凝滞、毒邪壅盛之时，也可用于肿疡脓成针烙之后，总之，是取其消散、疏解、涤荡之功，相当于中医外科内治法中的"消"法。

至明清时期，溻渍法逐渐成为中医外治法中的重要治疗方法。如明代申拱辰《外科启玄》云："故先贤所立补泄汗下针灸淋溻敷贴灸烙等法治之，盖取其合宜之用也。"其列举的外科内外主要治法中，包含淋、溻之法。清代《理瀹骈文》的问世，标志着外治法这一中医学分支学科的发展与成熟。《理瀹骈文》中，中药溻渍疗法占有很大比重。该书外治理、法、方、药俱全，并提出了"外治之理，即内治之理"的重要论断，治疗范围涉及内、外、妇、儿、五官、皮肤等科。

综上所述，历代中医古籍为后人留下了关于中药湿热敷技术的大量宝贵资料，指导着现代中医学家发扬此项技术，造福广大人民。

2. 现代医家研究

新中国成立以来，随着科技的进步、中西医的融合，中药湿热敷法的研究得到了进一步的发展与完善。中药湿热敷法在周围血管科、骨伤科、皮肤科及肛肠科应用广泛，被用于糖尿病足、疮疡、静脉炎、小儿及成人皮肤病损、痹证、痔瘘等疾病的治疗。中药湿热敷法能减轻病人的自觉症状，发挥消炎、镇痛、止痒和抑制渗出的作用。湿敷的同时，也能起到清洁和保护皮肤的作用。

现代医家在不同的方面，对中药湿热敷进行了进一步发展与延伸。中药湿热敷多为医生根据病人的病情诊断及辨证分型，对不同类型的中药进行煎煮，然后对病人进行湿热敷，将中医的辨证施治贯穿其中。纱布厚度不同，可以达到不同的治疗效果。一般而言，纱布厚度为 4 ~ 12 层，我们通过对照试验得出，使用 4 层纱布对于疼痛症状的改善效果更佳，可能是因为在定时补充湿敷液的情况下，敷料的湿度能相对稳定，使用 4 层纱布时，敷料的通透性最佳，而敷料的通透性在皮损恢复过程中具有一定的意义。

现代医家也常将中药湿热敷与其他技术如穴位贴敷、推拿等联合使用，联合使用后，病人康复速度可获得显著提升。故联合应用中药湿热敷及其他技术，目前已经成为制定康复方案时的一种常规选择。

现代研究表明，药物外敷通过刺激穴位以激发经气，调动经脉行气血、营阴阳的整体功能，达到以肤固表、以表托毒、以经通脏、以穴驱邪和扶正强身的目的。中药湿热敷是药疗与热疗有机结合的综合性治疗方法，根据病人病情的辨证结果选择对应中药进行湿热敷，可以使中药成分在热力的作用下更好地经皮肤吸收而发挥药效，达到疏通经络等治疗目的。

【适应证】

中药湿热敷技术适用于软组织损伤，骨折愈合后肢体功能障碍，肩、颈、腰腿痛，膝关节痛，类风湿性关节炎，强直性脊柱炎等。

【技术创新点】

我们总结多年应用中医外治法治疗皮肤病的经验，针对不同种类皮肤病的特点，对中药湿热敷技术从适应病证、操作方法、注意事项、涉及方剂等方面进行梳理、归纳，明确诸如敷料厚度、包裹方式、水分多少、外敷时间、辨证依据等操作细节，旨在促进中药湿热敷法在皮肤病治疗中的合理、规范使用。针对不同的病证和病证的不同时期，给予辨证施药和辨证施护。将药物煎煮后，取适宜温度的中药药液，倒入一次性换药弯盘，将医用敷料在药液中浸湿，将湿度适宜的敷料敷于患处。每隔 10 分钟重新更换敷料或将调制适宜的药液淋于敷料上，湿敷后用塑料薄膜包裹敷料（封包疗法）。若病人皮损部位特殊，则敷料的覆盖方法要"因势利导"，做到辅料与皮损处紧密贴合，将药效发挥到最大。

【中药湿热敷技术操作】

1. 评估

（1）病室环境，温度适宜。

（2）病人的病情、临床表现、既往史、中药过敏史、是否妊娠或在月经期。

（3）病人对热的耐受程度和局部皮肤情况。

（4）病人的心理状况及配合程度。

2. 告知

（1）中药湿热敷技术的治疗时间、作用及简单的操作方法。

（2）如皮肤感觉不适，如过热、瘙痒等，及时告知护士。

（3）中药可致皮肤着色，数日后可自行消退。

3. 物品准备

治疗盘、中药液、一次性吸管、敷料、水温计、镊子、温水、毛巾、手消毒液，必要时备屏风。

4. 操作流程

（1）核对医嘱，评估病人，告知病人相关注意事项。

（2）携用物至床旁，协助病人取舒适体位，暴露湿热敷部位，使病人尽量放松，同时注意保暖以防外感，必要时用屏风遮挡。

（3）用温毛巾清洁病人局部皮肤。

（4）用水温计测量中药液温度，中药液温度以 38 ~ 43 ℃为宜，将敷料浸于药液中，然后将敷料取出拧至不滴水，敷于患处。

（5）频频淋药液于敷料上，以维持敷料的湿度及温度。

（6）湿热敷时间：20 ~ 30 分钟。治疗过程中密切观察病人的反应，询问病人有无不适。

（7）治疗结束，取下敷料，用温毛巾擦拭局部皮肤，观察病人局部皮肤情况，询问病人有无不适。

（8）协助病人着衣，整理床单位，处理用物，洗手。

（9）记录。

5. 注意事项

（1）外伤后患处有伤口或皮肤有急性传染病者忌用中药湿热敷技术。

（2）湿敷液应现配现用，注意药液温度，防止病人烫伤。

（3）治疗过程中观察局部皮肤反应，如出现水疱、痒痛或破溃等症状时，立即停止治疗，报告医师。

（4）注意保护病人隐私并保暖。

参考文献

[1] 郭秋蕾，刘清国，贾文睿，等. 《黄帝内经》熨法探析 [J]. 中华中医药杂志，2017，3209：3905-3909.

[2] 胡道林. 中药湿热敷联合康复护理干预对脑卒中偏瘫患者肢体功能的影响 [J]. 系统医学，2019，423：159-161.

[3] 孙明丽，胡博，阮娜，等. 不同厚度纱布中药湿敷对肝经郁热型蛇串疮皮损的疗效观察 [J]. 北京中医药，2020，3906：622-624.

[4] 江玉. 古代中医外科外治方法发明创造价值的研究 [D]. 成都：成都中医药大学，2011.

[5] 陈月婷. 关于中药湿热敷临床应用现状的思考 [J]. 内蒙古中医药，2019，3802：102-104.

[6] 孙明丽，胡博，蔡玲玲，等. 中药冷热湿敷疗法治疗常见皮肤病临床经验探讨 [J]. 北京中医药，2019，3809：907-909.

中药湿热敷技术操作流程图

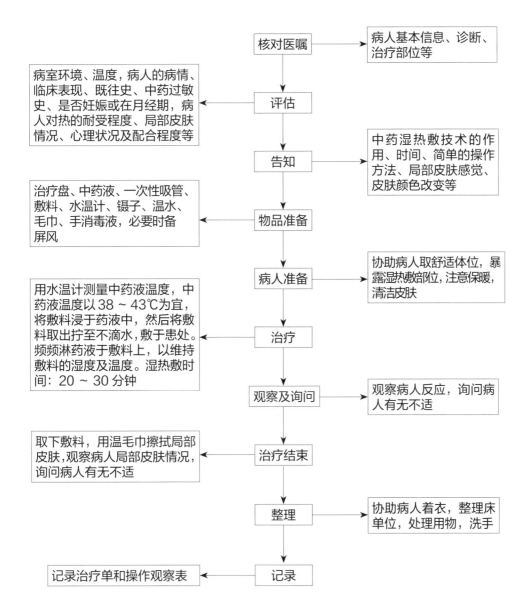

核对医嘱 → 病人基本信息、诊断、治疗部位等

病室环境、温度，病人的病情、临床表现、既往史、中药过敏史、是否妊娠或在月经期，病人对热的耐受程度、局部皮肤情况、心理状况及配合程度等 ← 评估

告知 → 中药湿热敷技术的作用、时间、简单的操作方法、局部皮肤感觉、皮肤颜色改变等

治疗盘、中药液、一次性吸管、敷料、水温计、镊子、温水、毛巾、手消毒液，必要时备屏风 ← 物品准备

病人准备 → 协助病人取舒适体位，暴露湿热敷部位，注意保暖，清洁皮肤

用水温计测量中药液温度，中药液温度以 38 ～ 43℃为宜，将敷料浸于药液中，然后将敷料取出拧至不滴水，敷于患处。频频淋药液于敷料上，以维持敷料的湿度及温度。湿热敷时间：20 ～ 30 分钟 ← 治疗

观察及询问 → 观察病人反应，询问病人有无不适

取下敷料，用温毛巾擦拭局部皮肤，观察病人局部皮肤情况，询问病人有无不适 ← 治疗结束

整理 → 协助病人着衣，整理床单位，处理用物，洗手

记录治疗单和操作观察表 ← 记录

中药湿热敷技术操作考核评分标准

项目	分值	技术操作要求	评分说明
仪表	2	仪表端庄、戴表	仪表形象不佳扣1分，未戴表扣1分，最高扣2分
核对	2	核对医嘱	未核对扣2分，核对不全扣1分，最高扣2分
评估	4	病室环境、温度，病人的病情、临床表现、既往史、中药过敏史、是否妊娠或在月经期	未评估扣4分，评估少一项扣1分，最高扣4分
	3	病人对热的耐受程度、局部皮肤情况、心理状况、配合程度	未评估扣3分，评估少一项扣1分，最高扣3分
告知	4	中药湿热敷的治疗时间、作用、简单的操作方法及操作时的局部感受	未告知扣4分，告知少一项扣1分，最高扣4分
用物准备	2	洗手、戴口罩	未洗手扣1分，未戴口罩扣1分，最高扣2分
	4	备齐并检查用物	未备齐用物扣2分，未检查用物扣2分，最高扣4分
环境与病人准备	3	病室整洁，光线明亮，温度适宜	未准备环境扣3分，准备不充分扣1分，最高扣3分
	7	协助病人取舒适体位，暴露湿热敷部位，保暖，保护隐私	未进行体位摆放扣2分，未充分暴露治疗部位扣1分，未保暖扣2分，未保护隐私扣2分，最高扣7分
操作过程	2	核对医嘱	未核对扣2分，核对不全扣1分，最高扣2分
	2	清洁局部皮肤，观察局部皮肤情况	未清洁扣1分，未观察扣1分，最高扣2分
	18	用水温计测量中药液温度，中药液温度以38～43℃为宜，将敷料浸于药液中，然后将敷料取出拧至不滴水，敷于患处	温度过高或过低扣6分，药液量过多或过少扣6分，位置不准确扣6分，最高扣18分
	10	频频淋药液于敷料上，保持敷料的湿度及温度	未及时更换扣5分，未保持温湿度扣5分，最高扣10分
	2	与病人保持交流，询问有无不适	未询问病人感受扣2分，最高扣2分
	2	敷药时间：20～30分钟	时间不合理扣2分，最高扣2分
	2	治疗结束，取下敷料，清洁皮肤	未清洁皮肤扣2分，最高扣2分
	4	观察局部皮肤情况，询问有无不适	未观察局部皮肤扣2分，未询问扣2分，最高扣4分
	2	协助病人着衣，整理床单位	未协助病人着衣扣1分，未整理床单位扣1分，最高扣2分
	4	洗手，再次核对医嘱	未洗手扣2分，未核对扣2分，最高扣4分
操作后处置	2	按《医疗机构消毒技术规范》处理用物	未处理扣2分，处理方法不正确扣1分，最高扣2分
	2	洗手	未洗手扣2分，最高扣2分
	1	记录	未记录扣1分，最高扣1分
评价	6	流程合理，技术熟练，局部皮肤无损伤，询问病人感受	一项不合格扣2分，最高扣6分
理论提问	5	中药湿热敷的适应证	回答不全面扣2分，未答出扣5分，最高扣5分
	5	中药湿热敷的注意事项	回答不全面扣2分，未答出扣5分，最高扣5分
得分			

主考老师签名：　　　　　　　　　　　考核日期：　　　年　　　月　　　日

十一、中药灌肠技术

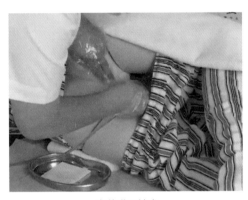

中药灌肠技术

【概念】

中药灌肠技术，是将中药药液从肛门灌入直肠或结肠，使药液保留在肠道内，通过肠黏膜的吸收达到清热解毒、软坚散结、泄浊排毒、活血化瘀等作用的一种操作方法。

【历史沿革】

1. 中医古籍记载

灌肠疗法古称导法，属中医外治法的范畴。又称直肠给药法，是一种简便有效的治疗方法。肺朝百脉，主治节，《素问·灵兰秘典论》云："肺者，相傅之官，治节出焉。"就是说，全身各部的血脉都直接或间接地汇聚于肺，输布全身。肺与大肠相表里，药物自大肠吸收入体内后，可通过经脉复归于肺，通过肺的宣发与肃降，输布于五脏六腑、四肢百骸，从而起到整体治疗作用。

东汉末年，张仲景在《伤寒论·辨阳明病脉证并治》中记载"阳明病，本自汗出，医更重发汗，病已差，尚微烦不了了者，此必大便硬故也。以亡津液，胃中干燥，故令大便硬。当问其小便日几行，若本小便日三四行，今日再行，故知大便不久出。今为小便数少，以津液当还入胃中，故知不久必大便也""阳明病，自汗出。若发汗，小便自利者，此为津液内竭，虽硬，不可攻之。当须自欲大便，宜蜜煎导而通之。若土瓜根及大猪胆汁，皆可为导"。在此书的"猪胆汁方"中又明确指出"大猪胆一枚，泻汁，和少许法醋，以灌谷道内，如一食顷，当大便出"。此文所言即是用土瓜根及猪胆汁灌肠治疗六经病之中的阳明病，开启了中药灌肠疗法之先河。

《华佗神方》曾提到的灌肠神方："大便闭结，常用之法，为用下剂。惟久用则成习性，故兼用本法。豚胆一具，取汁入醋少许，取竹筒长三四寸者，以半纳谷道中，将汁灌入。一食顷，当便。又以花椒、豆豉水煎，用樗根汁、麻油、泔淀三味合灌之，亦下；又以桃白皮、苦参、艾、大枣煎灌亦下；兼疗痔痢，及生恶疮者。待施术时，药须微温，勿过热勿过冷。"其中也提到了灌肠药液温度的重要性。

东晋葛洪在《肘后备急方》中说"治大便不通，土瓜根捣汁。筒吹入肛门中，取通"，表明在进行灌肠时，还需用吹气加压的办法使药物顺利进入直肠，以达到通便的目的。

除通便外，唐代孙思邈在《备急千金要方》中记录了用灌肠法治疗酒后腹满不消化的方法，即煮盐开水，装到竹筒中，然后灌入肛门中。

明代朱权在《延寿神方》中载蜜导法："凡秘结虚羸之人，服药不得通利者，宜用此以导之，若土瓜根及大猪胆汁，皆可为导。蜜四两，右置铜器中，微火煎之，稍凝如饴状，搅之勿令焦，热时急捻作挺子，如指许长，投于谷道中，以手按住，大便来时乃去之。"而在李时珍的《本草纲目》中载有："小便不通，土瓜根捣汁，入少水解之，筒吹入下部。大便不通，上方吹入肛门内，二便不通，前后吹之，取通。"其后，历代医家沿用并发展了这种治疗方法。清代吴师机在其所著《理瀹骈文》中指出，"外治之理，即内治之理，外治之药，亦即内治之药""虽治在外，无殊治在内也"，使该法治疗范围进一步扩大，不仅用于治疗便秘、溃疡等局部病证，还用于内外妇儿多科多种全身疾病的治疗。

2. 现代医家研究

当下，中药保留灌肠疗法越来越受到病人的青睐，尤其在溃疡性结肠炎和妇科盆腔炎的应用中效果显著，随着科技水平的不断进步，对于灌肠疗法的治疗机制也有了更深入的研究。

现代医学认为，药物灌入肠道，经直肠黏膜吸收，不经过消化道，可减少对胃的刺激，也可避免各种消化酶、消化液对药物成分的分解破坏，从而使药物能保持更多的有效成分。张仲景的导便与灌谷道之法是世界医学史上直肠给药与灌肠疗法的先驱，刘渡舟在《伤寒论校注》中高度评价了此法，并对其进行临床研究，取得了良好的效果，使传统疗法在现代临床中得到了有效的应用。

中药灌肠技术可减少药物从肝脏代谢，减轻药物对肝脏的副作用。肠道充分吸收药物后，经丰富的静脉丛（盆腔静脉系统像水网相连的沼泽，直肠和子宫阴道静脉丛相吻合，而静脉丛壁薄且没有外鞘，中小静脉没有瓣膜）在盆腔弥散，局部药物浓度高，直达疼痛的病变部位。温热的药物产生的物理效应，可以促进盆腔血液循环，利于炎性渗出的吸收。该技术具有简、便、廉、验的特性，值得在临床推广。

【适应证】

中药灌肠技术适用于慢性肾衰、慢性疾病所致的腹痛、腹泻、便秘、发热、带下等症状。

【技术创新点】

我们经过长期实践摸索，总结出了灌肠协定方。该方中土茯苓、败酱草、三棱、马齿苋、冬瓜皮、紫花地丁清热利湿；延胡索、醋莪术、丝瓜络行气活血止痛；桔梗、透骨草、夏枯草、牡蛎祛湿化痰散结。需要注意的是，人体直肠内的温度为36.5 ～ 37.7℃。有研究指出，进行保留灌肠所用药液的温度应控制在39 ～ 41℃。在对慢性盆腔炎病人进行中药保留灌肠治疗时，应掌握好药液的温度；若药液温度过低（≤34℃），会对病人的肠道造成冷刺激，影响肠道对药液的吸收，还可能会导致腹痛、肠痉挛等症状；若药液的温度高于直肠温度6℃以上，会对肠黏膜造成热刺激，导致病人出现便意。我们经过多次尝试、研究，发现使用温度为35 ～ 37℃的药液对慢性盆腔炎病人进行保留灌肠，治疗效果良好，可延长药液在病人肠道内的留存时间，减少病人的不适症状。

【中药灌肠技术操作】

1. 评估

（1）病室环境、温度。

（2）病人的病情、临床表现、既往史、中药过敏史、是否妊娠或在月经期。

（3）病人肛周皮肤情况。

（4）病人的心理状况及配合程度。

2. 告知

（1）中药灌肠技术的治疗时间、作用及简单的操作方法。

（2）操作前须排空二便。

（3）操作过程中可能会有胀、满的感觉或有轻微疼痛，如有便意或不适，应及时告知护士。

（4）灌肠后体位视病情而定。

（5）灌肠液以于体内留存 1 小时以上为宜，存留时间长有利于药物吸收。

3. 物品准备

治疗盘、弯盘、中药液、一次性灌肠袋、水温计、纱布、一次性手套、垫枕、中单、液状石蜡、棉签、手消毒液，必要时备便盆、屏风。

4. 操作流程

（1）核对医嘱，评估病人，告知病人相关注意事项。

（2）携用物至床旁，协助病人取侧卧位，充分暴露肛门，于病人臀下垫中单，置垫枕以抬高臀部 10 cm 左右为宜，使病人尽量放松，同时注意保暖以防外感，必要时用屏风遮挡。

（3）将中药倒入容器内，用水温计测量中药液温度，中药液温度以 35 ~ 37 ℃为宜，将中药液倒入一次性灌肠袋内，挂于输液架上。戴手套，用液状石蜡润滑肛管前端，排出肛管内气体后插肛管。插肛管时嘱病人张口呼吸，左手分开臀部，右手将肛管前端轻轻插入肛门 10 ~ 15 cm，缓慢滴注药液。

（4）滴注时间：15 ~ 20 分钟。滴注过程中随时观察询问病人耐受情况，如病人产生不适或便意，及时调节滴注速度，必要时终止滴注。中药灌肠药量不宜超过 200 ml。

（5）药液滴注完毕，夹紧并拔出肛管，协助病人擦净肛周皮肤。嘱病人保留灌肠液 1 小时以上，使药液充分吸收。

（6）协助病人取舒适卧位，抬高臀部，整理床单位，处理用物，洗手。

（7）记录。

5. 注意事项

（1）肛门、直肠、结肠术后，大便失禁，孕妇急腹症和下消化道出血的病人禁用。

（2）慢性痢疾，病变多在直肠和乙状结肠，宜采取左侧卧位，插入深度以 15 ~ 20 cm为宜；溃疡性结肠炎病变多在乙状结肠或降结肠，插入深度以 18 ~ 25 cm 为宜；阿米巴痢疾病变多在回盲部，应取右侧卧位。

（3）当病人出现脉搏细速、面色苍白，出冷汗、剧烈腹痛、心慌等，应立即停止灌肠并报告医生。

（4）灌肠液温度应在床旁使用水温计测量。

参考文献

[1] 姚春鹏. 黄帝内经 [M]. 上海：中华书局，2020.

[2] 郝万山. 伤寒论 [M]. 北京：人民卫生出版社，2008.

[3] 沈澍农. 肘后备急方 [M]. 北京：人民卫生出版社，2016.

[4] 毛德西. 千金方 [M]. 北京：北京科学技术出版社，2020.

[5] 盖国忠. 本草纲目 [M]. 南京：江苏凤凰科学技术出版社，2016.

[6] 郭红. 对接受中药保留灌肠治疗的慢性盆腔炎患者进行护理干预的研究进展 [J]. 当代医药论丛，2019. 5：17.

[7] 国家中医药管理局. 关于印发《护理人员中医技术使用手册》的通知 [EB/OL]. http://yzs.satcm.gov.cn/gongzuodongtai/2018-03-24/2691.html.2015-12-28.

中药灌肠技术操作流程图

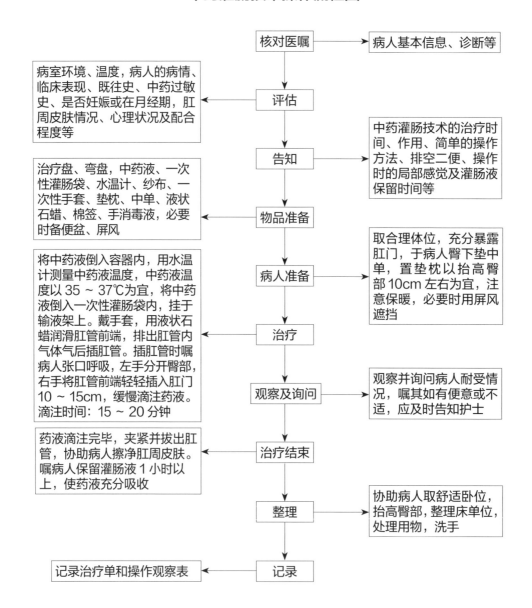

病人基本信息、诊断等

核对医嘱

病室环境、温度，病人的病情、临床表现、既往史、中药过敏史、是否妊娠或在月经期，肛周皮肤情况、心理状况及配合程度等 ← 评估

告知 → 中药灌肠技术的治疗时间、作用、简单的操作方法、排空二便、操作时的局部感觉及灌肠液保留时间等

治疗盘、弯盘，中药液、一次性灌肠袋、水温计、纱布、一次性手套、垫枕、中单、液状石蜡、棉签、手消毒液，必要时备便盆、屏风 ← 物品准备

病人准备 → 取合理体位，充分暴露肛门，于病人臀下垫中单，置垫枕以抬高臀部10cm左右为宜，注意保暖，必要时用屏风遮挡

将中药液倒入容器内，用水温计测量中药液温度，中药液温度以35～37℃为宜，将中药液倒入一次性灌肠袋内，挂于输液架上。戴手套，用液状石蜡润滑肛管前端，排出肛管内气体气后插肛管。插肛管时嘱病人张口呼吸，左手分开臀部，右手将肛管前端轻轻插入肛门10～15cm，缓慢滴注药液。滴注时间：15～20分钟 ← 治疗

观察及询问 → 观察并询问病人耐受情况，嘱其如有便意或不适，应及时告知护士

药液滴注完毕，夹紧并拔出肛管，协助病人擦净肛周皮肤。嘱病人保留灌肠液1小时以上，使药液充分吸收 ← 治疗结束

整理 → 协助病人取舒适卧位，抬高臀部，整理床单位，处理用物，洗手

记录治疗单和操作观察表 ← 记录

中药灌肠技术操作考核评分标准

项目	分值	技术操作要求	评分说明
仪表	2	仪表端庄、戴表	仪表形象不佳扣1分，未戴表扣1分，最高扣2分
核对	2	核对医嘱	未核对扣2分，核对不全扣1分，最高扣2分
评估	4	病室环境、温度，病人的病情、临床表现、既往史、中药过敏史、是否妊娠或在月经期	未评估扣4分，评估少一项扣1分，最高扣4分
评估	3	病人肛周皮肤情况、排便情况、心理状况及配合程度	未评估扣3分，评估少一项扣1分，最高扣3分
告知	6	中药灌肠的治疗时间、作用、简单的操作方法及操作时的局部感受，排空二便，灌肠液保留时间	未告知扣6分，告知少一项扣1分，最高扣6分
用物准备	2	洗手，戴口罩	未洗手扣1分，未戴口罩扣1分，最高扣2分
用物准备	3	备齐并检查用物	未备齐用物扣2分，未检查用物扣1分，最高扣3分
环境与病人准备	2	病室整洁，光线明亮，温度适宜	未准备环境扣2分，准备不充分扣1分，最高扣2分
环境与病人准备	6	协助病人取左侧卧位，充分暴露治疗部位，保暖，保护隐私	未进行体位摆放扣2分，未充分暴露治疗部位扣2分，未保暖扣1分，未保护隐私扣1分，最高扣6分
环境与病人准备	3	于病人臀下垫中单，置垫枕以抬高臀部10cm左右为宜	未垫中单扣1分，未抬高臀部扣2分，最高扣3分
操作过程	2	核对医嘱	未核对扣2分，核对不全扣1分，最高扣2分
操作过程	6	测量中药液温度，中药液温度以35～37℃为宜，药量不超过200ml	未测药液温度扣2分，药液温度过高或过低扣2分，药量过多或过少扣2分，最高扣6分
操作过程	6	用液状石蜡润滑肛管前端，排气	未用液状石蜡润滑肛管前端扣3分，排液过多或空气未排净扣3分，最高扣6分
操作过程	6	插肛管时嘱病人张口呼吸，将肛管前端轻轻插入肛门10～15cm，缓慢滴注药液	未与病人沟通直接插入扣2分，未嘱病人张口呼吸扣2分，插入深度不准确扣2分，最高扣6分
操作过程	2	滴注时间：15～20分钟	滴注过快或过慢扣2分，最高扣2分
操作过程	6	询问病人耐受情况，及时调节滴速，必要时终止	未询问病人耐受情况扣3分，未及时调节滴速扣3分，最高扣6分
操作过程	6	药液滴注完毕，夹紧并拔出肛管，协助病人擦净肛周皮肤。嘱病人保留灌肠液1小时以上，使药液充分吸收	拔除肛管污染床单位扣2分，未擦净肛周皮肤扣2分，未嘱病人保留灌肠液扣2分，最高扣6分
操作过程	4	协助病人取舒适体位，抬高臀部	未按病情取卧位扣2分，未抬高臀部扣2分，最高扣4分
操作过程	4	整理床单位	未整理床单位扣4分，最高扣4分
操作过程	4	洗手，再次核对医嘱	未洗手扣2分，未核对扣2分，最高扣4分
操作后处置	2	按《医疗机构消毒技术规范》处理用物	未处理扣2分，处理方法不正确扣1分，最高扣2分
操作后处置	2	洗手	未洗手扣2分，最高扣2分
操作后处置	1	记录	未记录扣1分，最高扣1分
评价	6	流程合理，技术熟练，局部皮肤无损伤，询问病人感受	一项不合格扣2分，最高扣6分
理论提问	5	中药灌肠的禁忌证	回答不全扣2分，未答出扣5分，最高扣5分
理论提问	5	中药灌肠的注意事项	回答不全扣2分，未答出扣5分，最高扣5分
得分			

主考老师签名：　　　　　　　　　　　考核日期：　　　年　　　月　　　日

十二、中药熏蒸技术

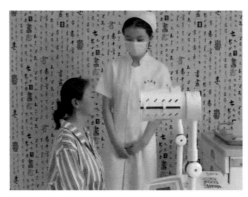

中药熏蒸技术

【概念】

中药熏蒸技术，是借用中药热力及药理作用熏蒸患处以达到疏通腠理、祛风除湿、温经通络、活血化瘀等作用的一种操作方法。

【历史沿革】

1. 中医古籍记载

熏蒸疗法历史悠久，源远流长，是祖国医学的重要组成部分。远古时期，人们在日常实践中，逐步发现用兽皮、树皮包裹烘热的石头或沙土为局部加温可以减轻或消除疼痛，于是便产生了热熨法；另外，将树叶和草点燃后熏烤某一固定部位，也可减轻或消除不适症状，从而产生了熏、洗、鼻嗅等外治方法。殷商和战国早期的一些古籍中，就已有了中药熏蒸疗法治疗疼痛相关疾病的描述，如《山海经》中就有通过洗浴治疗疼痛相关疾病的记载。《礼记》也有"头有创则沐，身有痛则浴"的论述。我国现存最早的临床医学文献《五十二病方》中，对熏蒸有明确记载，其中有熏蒸洗浴八方，如用骆阮熏治痔疮，用韭和酒煮沸熏治伤科病证等。

战国到秦汉时期，中药熏蒸疗法开始用于痹证治疗，《黄帝内经》中提出"其有邪者，渍形以为汗""除其邪则乱气不生"，又提出"风寒湿三气杂至，合而为痹也。其风气胜者为行痹，寒气胜者为痛痹，湿气胜者为着痹也。"此中"渍形"即熏蒸治疗。"其有邪者，渍形以为汗"即通过熏蒸治疗发汗达到治疗痹证的目的，为熏蒸治疗痹证开辟了先河。该时期的医籍中还记载了将椒、姜、桂和酒煮沸熏蒸治疗关节肿痛、屈伸不利等。

西汉时期，司马迁在《史记·扁鹊仓公列传》记载了齐国名医淳于意治疗济北王侍者韩女腰背痛"窜以药，旋下，病已"的案例，有人认为此文中的"窜"即指药物熏蒸疗法，这是中药熏蒸疗法治疗痹证的最早病案记载。东汉时期，张仲景在《金匮要略·中风历节病脉证并治第五》中记载了用矾石汤治疗"脚气冲心"的方法，这是最早有成方可考的通过熏蒸治疗疾病的记载。《武威汉代医简》中有用燃烧的干羊矢隔着木板进行热熏来治疗脾胃疾病的记载。总之，先秦至两汉时期，人们对中药熏蒸治疗疾病有了初步的认识，这为后世进一步研讨熏蒸疗法奠定了基础。

魏晋时期，葛洪在《肘后备急方》中记载："热灼灼尔，以渍痛处，效。"认为中药熏蒸患处可缓解疼痛，熏蒸疗法得到进一步的发展。

唐宋时期，熏蒸疗法获得较快发展。孙思邈在《备急千金要方》中记载了许多熏蒸疗法，涉及内、外、妇、儿、眼、骨伤诸科。如"治虫齿方"中用熏法治疗龋齿牙痛。《新唐书·方伎传》记载了唐代名医许胤宗用大剂量黄芪防风汤熏蒸治疗王太后中风失语的医案，这是医学史上记载的最早用熏蒸疗法治愈中风失语的医案。《宋史·方伎下》亦有用熏蒸疗法治疗中风失语症的医案。《太平圣惠方》记载："历节风痛用安息香，对痛处熏之。"《儒门事亲》中将熏蒸归于"汗法"，认为凡宜解表或汗者皆宜用之，为中药熏蒸疗法治疗痹证从理论上做了论述。

元明清时期，中药熏蒸疗法趋于成熟。元代《御药院方》记载了治疗关节痛、痔疮、阳痿、阴囊肿痛等病证的多种熏蒸药方。明清时期，各大医家对中药熏蒸疗法的理论和临床应用进行了完善，李时珍在《本草纲目》中记载了运用熏蒸法治疗诸疾的方法。清代吴师机亦在《理瀹骈文》中记载："熏蒸渫洗之能汗，凡病之宜发表者，皆可以此法。"《医宗金鉴》中记载用熏蒸法治疗麻风病等。熏蒸疗法被广泛应用。

综上所述，历代中医古籍为后人留下了关于中药熏蒸技术的大量宝贵资料，指导着现代中医学家发扬此项技术，造福广大人民。

2. 现代医家研究

近年来，随着科学技术的发展，生活水平的提高，人们对健康的需求也越来越高，迫切要求"回归自然""崇尚天然药物"。中药熏蒸疗法具有在"整体观念""辨证施治"和"辨证施护"的中医理论指导下进行，操作简单易行，效果好，费用低，副作用小，顺应了社会的发展，满足了人民的需求，因此，一些中医院校和科研机构高度重视熏洗疗法，对之开展了深入的研究。文献检索显示，近年来发表在各类杂志的有关中药熏蒸疗法的文章有千余篇。伴随中药熏洗疗法应用研究的深入开展，熏蒸疗法将在防病治病、保障人民身体健康方面发挥越来越重要的作用。

【适应证】

中药熏蒸技术适用于风湿免疫疾病以及骨伤、妇、外、肛肠、皮肤等科疾病引起的疼痛、炎症、水肿、瘙痒等症状。

【技术创新点】

中药熏蒸是我们总结并多年应用于混合痔术后疼痛治疗的操作技术。通过使用我院自制中药颗粒剂进行先熏后洗的中医外治操作，能够改善病人局部血液循环，消肿止痛，促进创面肉芽修复再生。中药颗粒熏蒸药方由苦参、芒硝、黄柏、槐花、甘草、马齿苋、大黄、地榆炭等中药各15g组成。黄柏为苦寒之品，能够清热燥湿、泻火解毒、滋阴降火，为君药；槐花能够清热解毒、利湿消肿，为臣药；大黄泄下攻积、清热泻火、凉血解毒、逐瘀通经、清利湿热；芒硝、马齿苋、地榆炭、苦参清热解毒、消肿止痛；甘草调和诸药。诸药合用，共奏清热利湿、活血止痛、利水消肿之功。以热水为介质，将诸药颗粒调和成液体状，以先熏蒸再坐浴的方法直接作用于患处，坐浴的同时嘱病人进行提肛功锻炼，每次做20～30下。如此操作，可使药物经皮吸收，通过理化作用促进血液循环及淋巴回流，使水肿消退，肿痛减轻。温热熏蒸还可使机体新陈代谢加快，促进创面愈合，减少术后水肿等并发症的发生，是一种疗效显著的治疗方法。

【中药熏蒸技术操作】

1. 评估

（1）病室环境、温度。

（2）病人的病情、临床表现、既往史、中药过敏史、是否妊娠或在月经期。

（3）病人局部皮肤情况。

（4）病人心理状况及配合程度。

2. 告知

（1）中药熏蒸的治疗时间、作用及简单的操作方法。

（2）操作前嘱病人排空二便。

（3）熏蒸过程中如出现不适，及时告知护士。

（4）熏蒸前要饮淡盐水或温开水 200 ml，避免出汗过多引起脱水。餐前餐后 30 分钟内不宜熏蒸。

（5）熏蒸完毕注意保暖，避免直接吹风。

3. 物品准备

治疗盘、中药包、容器、水温计、毛巾、手消毒液，必要时备屏风、坐浴架。

4. 操作流程

（1）核对医嘱，评估病人，告知病人相关注意事项。

（2）携用物至床旁，协助病人取舒适体位，暴露熏蒸部位，使病人尽量放松，同时注意保暖以防外感，必要时用屏风遮挡。

（3）测量药液温度，将温度为 43 ~ 46℃的药液倒入容器内，对准患处局部进行熏蒸，嘱病人待药液温度降为 35 ~ 42℃时，将患处浸泡到药液中。

（4）熏蒸时间：20 ~ 30 分钟。熏蒸过程中随时观察病人病情及局部皮肤情况，询问病人感受并及时调整药液温度。

（5）治疗结束，用温毛巾擦拭病人局部皮肤。观察病人局部皮肤情况，询问病人有无不适。

（6）协助病人着衣，整理床单位，处理用物，洗手。

（7）记录。

5. 注意事项

（1）患有心脏病、严重高血压病者慎用，妇女妊娠和月经期间慎用。患有肢体动脉闭塞性疾病、糖尿病足、肢体干性坏疽者，熏蒸时药液温度不可超过 38℃。

（2）熏蒸过程中密切观察病人有无胸闷、心慌等症状，注意避风，冬季注意保暖。洗毕应及时擦干药液和汗液，暴露部位尽量加盖衣被。

（3）包扎部位熏蒸时，应先去除敷料。

（4）所用物品须清洁消毒，用具一人一份一消毒，避免交叉感染。

（5）施行熏蒸时，应注意防止烫伤病人。

参考文献

[1] 郭瑾，刘炳芬，丁洪青，等. 中药熏蒸疗法在临床中的应用 [J]. 河南中医，2013，33（12）：2250–2251.

[2] 郑荣慧，潘振亮. 中药熏洗对肛周疾病的作用机理分析 [M]. 辽宁中医学院学报，1965：63，1.

[3] 国家中医药管理局. 关于印发《护理人员中医技术使用手册》的通知 [EB/OL]. http://yzs.satcm.gov.cn/gongzuodongtai/2018–03–24/2691.html.2015–12–28.

中药熏蒸技术操作流程图

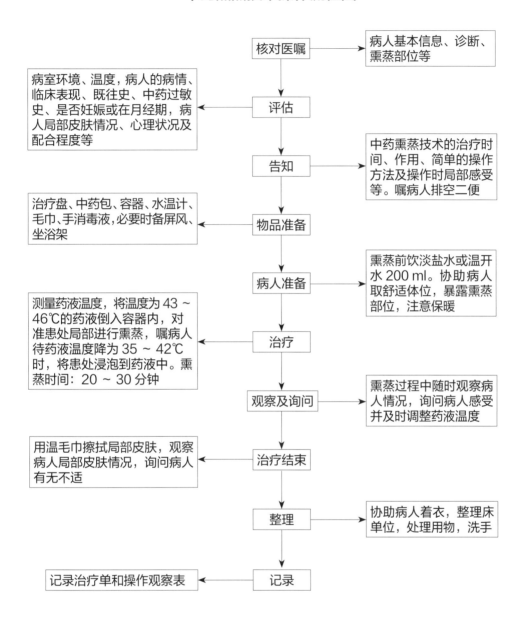

核对医嘱 → 病人基本信息、诊断、熏蒸部位等

病室环境、温度，病人的病情、临床表现、既往史、中药过敏史、是否妊娠或在月经期，病人局部皮肤情况、心理状况及配合程度等 ← 评估

告知 → 中药熏蒸技术的治疗时间、作用、简单的操作方法及操作时局部感受等。嘱病人排空二便

治疗盘、中药包、容器、水温计、毛巾、手消毒液，必要时备屏风、坐浴架 ← 物品准备

病人准备 → 熏蒸前饮淡盐水或温开水 200 ml。协助病人取舒适体位，暴露熏蒸部位，注意保暖

测量药液温度，将温度为 43 ~ 46℃的药液倒入容器内，对准患处局部进行熏蒸，嘱病人待药液温度降为 35 ~ 42℃时，将患处浸泡到药液中。熏蒸时间：20 ~ 30 分钟 ← 治疗

观察及询问 → 熏蒸过程中随时观察病人情况，询问病人感受并及时调整药液温度

用温毛巾擦拭局部皮肤，观察病人局部皮肤情况，询问病人有无不适 ← 治疗结束

整理 → 协助病人着衣，整理床单位，处理用物，洗手

记录治疗单和操作观察表 ← 记录

中药熏蒸技术操作考核评分标准

项目	分值	技术操作要求	评分说明
仪表	2	仪表端庄、戴表	仪表形象不佳扣 1 分，未戴表扣 1 分，最高扣 2 分
核对	2	核对医嘱	未核对扣 2 分，核对不全扣 1 分，最高扣 2 分
评估	4	病室环境、温度，病人的病情、临床表现、既往史、中药过敏史、是否妊娠或在月经期	未评估扣 4 分，评估少一项扣 1 分，最高扣 4 分
	2	病人局部皮肤情况、心理状况及配合程度	未评估扣 2 分，评估少一项扣 1 分，最高扣 2 分
告知	6	中药熏蒸的治疗时间、作用、简单的操作方法及操作时的局部感受，排空二便	未告知扣 6 分，告知少一项扣 1 分，最高扣 6 分
用物准备	2	洗手，戴口罩	未洗手扣 1 分，未戴口罩扣 1 分，最高扣 2 分
	4	备齐并检查用物	未备齐用物扣 2 分，未检查用物扣 2 分，最高扣 4 分
环境与病人准备	3	病室整洁，光线明亮，温度适宜	未准备环境扣 3 分，准备不充分扣 1 分，最高扣 3 分
	2	熏蒸前饮淡盐水或温开水 200ml	未饮水扣 2 分，最高扣 2 分
	7	协助病人取舒适体位，暴露熏蒸部位，保暖，保护隐私	未进行体位摆放扣 2 分，未充分暴露熏蒸部位扣 1 分，未保暖扣 2 分，未保护隐私扣 2 分，最高扣 7 分
操作过程	2	核对医嘱	未核对扣 2 分，核对不全扣 1 分，最高扣 2 分
	6	测量药液温度，将温度为 43～46℃ 的药液倒入容器内，对准患处局部进行熏蒸	药液温度过高或过低扣 2 分，药液溢出容器扣 2 分，未对准熏蒸部位扣 2 分，最高扣 6 分
	8	待药液温度降为 35～42℃ 时，将患处浸泡到药液中	药液温度不正确扣 8 分，最高扣 8 分
	8	与病人保持交流，询问有无不适，调整药液温度	未询问病人感受扣 4 分，未及时调节药温扣 4 分，最高扣 8 分
	5	熏蒸时间：20～30 分钟	时间不合理扣 2 分，最高扣 2 分
	8	治疗结束，清洁皮肤	未清洁皮肤扣 4 分，最高扣 4 分
	4	观察病人局部皮肤情况，询问有无不适	未观察局部皮肤扣 2 分，未询问扣 2 分，最高扣 4 分
	2	协助病人着衣，整理床单位	未协助病人着衣扣 1 分，未整理床单位扣 1 分，最高扣 2 分
	2	洗手，再次核对医嘱	未洗手扣 1 分，未核对扣 1 分，最高扣 2 分
操作后处置	2	按《医疗机构消毒技术规范》处理用物	未处理扣 2 分，处理方法不正确扣 1 分，最高扣 2 分
	2	洗手	未洗手扣 2 分，最高扣 2 分
	1	记录	未记录扣 1 分，最高扣 1 分
评价	6	流程合理，技术熟练，局部皮肤无损伤，询问病人感受	一项不合格扣 2 分，最高扣 6 分，
理论提问	5	中药熏蒸的禁忌证	回答不全面扣 2 分，未答出扣 5 分，最高扣 5 分
	5	中药熏蒸的注意事项	回答不全面扣 2 分，未答出扣 5 分，最高扣 5 分
得分			

主考老师签名： 考核日期： 年 月 日

十三、中药泡洗技术

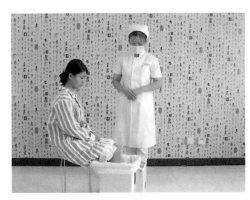

中药泡洗技术

【概念】

中药泡洗技术，是借助泡洗时药液的温热之力及药物的功效，浸泡全身或局部皮肤，达到行气活血、消肿止痛、祛瘀生新等作用的一种技术。

【历史沿革】

1. 中医古籍记载

古代宫廷中人常以麝香、沉香或其他中药配伍煎汤，并在此汤液中泡脚，借以提神醒脑、消除疲劳。民间百姓则常用菖蒲、艾叶等煮水给小孩泡脚以防疫、保健。

该疗法始于民间，在自然疗法中属洗浴疗法（又称熏洗法、药浴法）的范畴。据文献记载，早在周代，人们便了解了洗浴的治病作用，《周礼·曲礼》中即对洗浴疗法有所记载。《山海经》中也有关于药浴的记载。《山海经·西山经》中记载了用黄藿"浴之已疥"，就是用黄藿洗浴治疗疥疮。

在医学著作中，最早记载熏洗疗法的是《五十二病方》，该书记载了用熏洗疗法治疗痔症、痔瘘、烧伤、瘢痕、干瘙、蛇伤等多种病证。如治疗婴儿癫痫，用雷丸三颗，水煎取汁"以浴之，浴之道，头上始，下尽身，四支（肢）毋濡。三日一浴，三日已"；又如治疗小腿外伤或烧伤已久而溃烂成疮。《五十二病方》中运用熏洗疗法的设计构思都很巧妙新颖，用时首先煮汤药于容器中，内置木踏脚，病人置足于药汤中洗浴熏蒸时，足踩的木踏脚可以随意滚动，容器也可以随时加温，使药汤始终保持适宜的温度。此当为熏洗疗法药用器械的最早文字记载。

《素问·至真要大论》曰："寒者热之，热者寒之，微者逆之，甚者从之，坚者削之，客者除之，劳者温之，结者散之，留者攻之，燥者濡之，急者缓之，散者收之，损者温之，逸者行之，惊者平之，上之下之，摩之浴之，薄之劫之，开之发之，适事为故。"此中提到的"浴之"，就是我们今天所说的药浴泡洗。这是药浴泡洗首次被列为重要而常用的治则治法，为中医泡洗理论奠定了基础。

《伤寒杂病论》是一本东汉以来，历代医家推崇备至、赞誉有加的经典著作，在《伤寒论·辨发汗后病脉证并治》中讲到"若太阳病证不罢者，不可下，下之为逆，如此可小发汗。设面色缘缘正赤者，阳气怫郁在表，当解之熏之"，这是张仲景使用熏法助阳解表治疗表证的记载。

综上所述，历史悠久的中药泡洗技术，有简单易行、疗效显著等优点。

2. 现代医家研究

20世纪出现了"足反射疗法"，即足部全息理论。1990年，世界卫生组织执委会委员温贝尔格女士指出："足部反射区健康法的努力方向与世界卫生组织对健康的广义概念是一致的。"

现代医学将足视为人体的"第二心脏"，就是因为足部有大量与脑和中枢神经紧密连接的神经末梢。当足泡在温度适当的热水中时，毛细血管受到相应刺激，不但可增加血管的弹性，降低腿部的肌张力，改善下肢的血循环和全身的新陈代谢，还可刺激足部的神经末梢，并传导到中枢神经系统，对其产生一种良性、温和的刺激，有助于消除身体的疲劳。

而从中医的经络学说来看，足三阳经及足三阴经经脉交汇于足部，足部分布着几十个与五脏六腑及全身其他经络密切相关的穴位。足心的足少阴肾经之涌泉穴，是溺水、昏迷、中毒时上病下取的重要抢救穴。若能坚持在睡前用热水适当泡洗，长期刺激足部的穴位，促进气血通畅，可间接起到调整脏腑功能、增强体质的作用。特别是对睡眠不好、易手脚冰凉的人来说，这种保健方法更简便有效。中药泡洗疗法以中医理论为基础，以整体观念和辨证论治为原则，用不同的中药煎汁泡洗，具有广泛适应证，在护理过程中，治疗操作简便，效果显著，经济安全，避免了药物的不良反应，可大大提高疾病的治愈率。

【适应证】

中药泡洗技术适用于外感发热、失眠、便秘、皮肤水肿及双下肢麻凉等症状。

【技术创新点】

我院应用中药泡洗技术辅助治疗慢性肾衰病人水肿、乏力等症状,研发出了以行气活血、消肿止痛、祛瘀生新为主要功效的中药汤剂,在临床取得了良好效果。中药泡洗汤剂由红花、乳香、没药、忍冬藤、冰片、地龙、桂枝等组成。红花具有活血化瘀、消肿止痛、温经通络的作用;乳香、没药配伍忍冬藤起到行气活血、消肿生肌之作用;冰片与地龙合用可以利尿消肿;桂枝具有温通经脉的作用。上述药物含用,对改善慢性肾衰病人水肿、乏力有较好的作用。在使用过程中,将中药泡洗液加温水稀释后置入一次性足浴袋,然后置于足浴桶内,病人双下肢浸泡于药液中,药力可直达病所。

【中药泡洗技术操作】

1. 评估

(1)病室环境、温度。

(2)病人的病情、临床表现、既往史、是否妊娠或在月经期。

(3)病人对温度的耐受程度、中药泡洗部位皮肤情况及有无中药过敏史。

(4)病人的心理状况及配合程度。

2. 告知

(1)中药泡洗技术的治疗时间、作用及简单的操作方法。

(2)将双下肢浸泡于药液中后,以微微汗出为宜,局部皮肤温热微红属正常现象。

(3)操作过程中如有心慌等不适症状,及时告知护士。

(4)泡洗治疗前后局部注意保暖,喝适量温开水。

3. 物品准备

治疗盘、中药药液、泡洗治疗仪、一次性足浴袋、水温计、温水、毛巾、手消毒液,必要时备屏风。

4. 操作流程

(1)核对医嘱,评估病人,告知病人相关注意事项。

(2)携用物至床旁,协助病人取舒适体位,使病人尽量放松,同时注意保暖以防外感,必要时用屏风遮挡。

（3）将中药药液倒入一次性足浴袋中，按温度键至40℃，取水温计测量药液温度。

（4）将病人裤腿卷至膝盖上，暴露小腿及足部。

（5）将病人的双足放于药浴袋内，药液要没过双足，按下时间键。

（6）治疗时间：30分钟。治疗过程中，密切观察病人的反应及局部皮肤情况，询问病人有无不适。

（7）治疗结束，仪器自动关闭，拔电源。

（8）用温毛巾擦拭病人局部皮肤，观察其局部皮肤情况，询问其有无不适。

（9）协助病人着衣，整理床单位。处理用物，洗手。

（10）记录。

5. 注意事项

（1）检查暴露泡洗部位，皮肤有破溃、坏疽者禁用。

（2）有心肺功能障碍及出血性疾病者禁用。有糖尿病、心脑血管疾病者及妇女月经期间慎用。泡洗时病人勿站立于药浴桶内。

（3）为防止烫伤的发生，糖尿病、足部皲裂病人的泡洗药液温度应适当降低。

（4）中药泡洗过程中护士应加强巡视，注意观察病人的面色、呼吸、汗出等情况，如病人出现头晕、心慌等异常症状，立即停止中药泡洗并报告医生。

参考文献

[1] 刘晓卫，徐建珍，潘全慧. 便携式中药泡脚袋的研制与应用 [J]. 中国临床护理，2021，13（9）：封3.

[2] 郭雪培，傅廷东. 中药泡足联合足底按摩治疗肾衰患者失眠的护理探讨 [J]. 双足与保健，2019（14）：189-190.

[3] 陈秀华，吴偲. 足浴有良方　泡泡更健康 [J]. 大众健康，2019（10）：72-73.

[4] 张海泉. 足部反射疗法的临床研究进展 [J]. 中国实用医药，2008，3（5）：108-109.

中药泡洗技术操作流程图

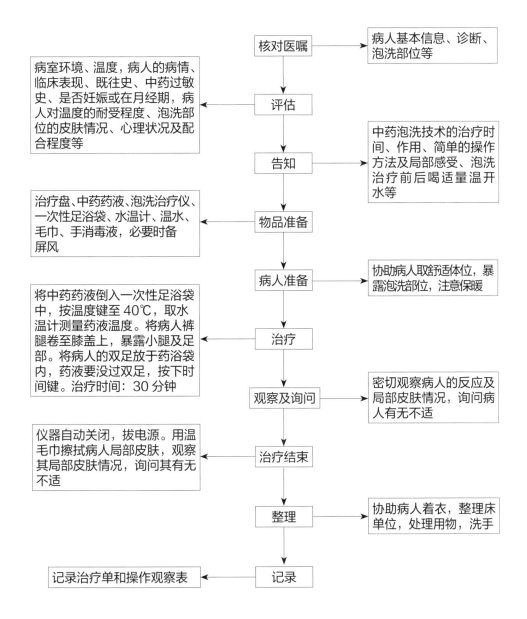

核对医嘱	病人基本信息、诊断、泡洗部位等
评估	病室环境、温度,病人的病情、临床表现、既往史、中药过敏史、是否妊娠或在月经期,病人对温度的耐受程度、泡洗部位的皮肤情况、心理状况及配合程度等
告知	中药泡洗技术的治疗时间、作用、简单的操作方法及局部感受、泡洗治疗前后喝适量温开水等
物品准备	治疗盘、中药药液、泡洗治疗仪、一次性足浴袋、水温计、温水、毛巾、手消毒液,必要时备屏风
病人准备	协助病人取舒适体位,暴露泡洗部位,注意保暖
治疗	将中药药液倒入一次性足浴袋中,按温度键至40℃,取水温计测量药液温度。将病人裤腿卷至膝盖上,暴露小腿及足部。将病人的双足放于药浴袋内,药液要没过双足,按下时间键。治疗时间:30分钟
观察及询问	密切观察病人的反应及局部皮肤情况,询问病人有无不适
治疗结束	仪器自动关闭,拔电源。用温毛巾擦拭病人局部皮肤,观察其局部皮肤情况,询问其有无不适
整理	协助病人着衣,整理床单位,处理用物,洗手
记录	记录治疗单和操作观察表

中药泡洗技术操作考核评分标准

项目	分值	技术操作要求	评分说明
仪表	2	仪表端庄、戴表	仪表形象不佳扣1分，未戴表扣1分，最高扣2分
核对	2	核对医嘱	未核对扣2分，核对不全扣1分，最高扣2分
评估	4	病室环境、温度，病人病情、临床表现、既往史、中药过敏史、是否妊娠或在月经期	未评估扣4分，评估少一项扣1分，最高扣4分
	3	病人对温度的耐受程度、泡洗部位皮肤情况、心理状况、配合程度	未评估扣3分，评估少一项扣1分，最高扣3分
告知	5	中药泡洗的治疗时间、作用、简单的操作方法、操作时的局部感受、泡洗治疗前后喝适量温开水	未告知扣5分，告知少一项扣1分，最高扣5分
用物准备	2	洗手，戴口罩	未洗手扣1分，未戴口罩扣1分，最高扣2分
	4	备齐并检查用物	未备齐用物扣2分，未检查用物扣2分，最高扣4分
环境与病人准备	3	病室整洁，光线明亮，温度适宜	未准备环境扣3分，准备不充分扣1分，最高扣3分
	7	协助病人取舒适体位，充分暴露泡洗部位，保暖，保护隐私	未进行体位摆放扣2分，未充分暴露泡洗部位扣1分，未保暖扣2分，未保护隐私扣2分，最高扣7分
操作过程	2	核对医嘱	未核对扣2分，核对不全扣1分，最高扣2分
	10	将中药药液倒入一次性足浴袋中，按温度键至40℃，取水温计测量药液温度	未测药液温度扣6分，药液温度过高或过低扣4分，最高扣10分
	6	将病人裤腿卷至膝盖上，暴露小腿及足部	泡洗部位暴露不准确扣6分，最高扣6分
	5	将病人的双足放于药浴袋内，药液要没过双足，按下时间键	药液未没过泡洗部位扣5分，最高扣5分
	4	与病人保持交流，询问有无不适	未询问病人感受扣4分，最高扣4分
	4	治疗时间：30分钟	时间不合理扣4分，最高扣4分
	8	治疗结束，听到提示音，仪器自动关闭，拔电源，用温毛巾擦拭局部皮肤	未拔电源扣4分，未清洁皮肤扣4分，最高扣8分
	4	观察局部皮肤情况，询问有无不适	未观察局部皮肤扣2分，未询问扣2分，最高扣4分
	2	协助病人着衣，整理床单位	未协助病人着衣扣1分，未整理床单位扣1分，最高扣2分
	2	洗手，再次核对医嘱	未洗手扣1分，未核对扣1分，最高扣2分
操作后处置	2	按《医疗机构消毒技术规范》处理用物	未处理扣2分，处理方法不正确扣1分，最高扣2分
	2	洗手	未洗手扣2分，最高扣2分
	1	记录	未记录扣1分，最高扣1分
评价	6	流程合理，技术熟练，局部皮肤无损伤，询问病人感受	一项不合格扣2分，最高扣6分
理论提问	5	中药泡洗的适应证	回答不全面扣2分，未答出扣5分，最高扣5分
	5	中药泡洗的注意事项	回答不全面扣2分，未答出扣5分，最高扣5分
得分			

主考老师签名：　　　　　　　　　　考核日期：　　年　　月　　日

第四章

临床典型病例

典型病例 1　哺乳期急性乳腺炎

手法按摩排乳技术、中药涂药技术

病人，女，32 岁。

2021 年 10 月 12 日，病人因"产后乳汁淤积伴红肿热痛"于乳腺门诊接受治疗。病人2 天前因哺乳不当出现左侧乳房肿块伴疼痛，排乳不畅，同时伴有恶寒发热、口渴等症状，哺乳后自觉症状有所好转，未予重视，就诊当天红肿疼痛症状加重。病人自感乏力、纳差、夜寐欠安。病人平素偏好甜食，无抽烟喝酒等不良生活习惯。初产妇，晚育，诉生产时困难。病人既往体健，否认药物及食物过敏史，否认病毒性肝炎、结核等传染病史，否认外伤、中毒史、其他手术史及输血史。

查体：病人神志清楚，精神差，左乳红肿，并有条索状隆起，舌质淡红，舌苔薄白，脉弦。体温 38.2℃，心率 82 次 / 分，呼吸 20 次 / 分，血压 125/65 mmHg。

辅助检查：B 超结果示双乳呈哺乳期表现，左乳淤积性乳腺炎。

中医诊断：乳痈（气滞热壅证）。

西医诊断：急性乳腺炎。

护理评估

1. 疼痛评估

采用视觉模拟评分法（VAS）评估，用 0 ～ 10 cm 的刻度尺量化评估病人的主观疼痛程度（VAS 评分 0 分代表无痛，10 分代表无法忍受的剧痛，评分越高，疼痛程度越重）。

该病人的疼痛评分为 6 分，属于中度疼痛。

2. 身体状况评估

体温评分标准：

37.3℃以下　0 分

37.3℃～ 39℃　2 分

39℃以上　4 分

该病人得分为 2 分。

3. 心理状况评估

采用焦虑自评量表（SAS）评估病人焦虑程度。SAS 采用 4 级评分制，20 个项目的得分相加即为总分，总分乘以 1.25 取整后得到标准分。

焦虑标准分:

< 50 分　正常

50 ~ 60 分　轻度焦虑

61 ~ 70 分　中度焦虑

> 70 分　重度焦虑

该病人因疼痛症状紧张焦虑,SAS 测评标准分为 62 分,评估为中度焦虑。

4. 肿块大小评估

肿块大小评估标准:

无肿块　0 分

肿块最大直径< 3 cm　3 分

肿块最大直径 3 ~ 6 cm　6 分

肿块最大直径> 6 cm　9 分

使用医用测量尺测量该病人肿块最长直径,数值显示 5 cm,评分为 6 分。

5. 红肿范围评估

乳房红肿范围评估标准:

无皮肤发红　0 分

红肿最大直径< 3 cm　3 分

红肿最大直径 3 ~ 6 cm　6 分

红肿最大直径> 6 cm　9 分

使用同一医用测量尺测量该病人乳房红肿范围为 4.5 cm × 5 cm,评分为 6 分。

护理方案

1. 常规护理

根据西医常规护理标准,密切观察病情,定时测量体温并做好记录。注重生活起居护理,嘱病人保持大便通畅。暂停哺乳,定时用吸乳器吸尽乳汁。在用药上,如果病人诉疼痛难忍,可遵医嘱予镇静止痛药物。

(1)饮食护理。指导病人饮用萝卜丝汤,也可用厚朴花 3 ~ 5 g 泡水代茶饮以行气消肿止痛,避免食用辛辣刺激肥甘厚味之品,如肥肉、鱼虾以及油腻汤羹等,鼓励病人多饮水。

(2)情志护理。多与病人沟通,向其讲授正确喂奶、回乳方法等知识,使其心情放松,减少紧张、焦虑等不良情绪;告知家属多陪伴病人,可共听轻音乐以放松心情。

（3）生活护理。嘱病人注意避风寒、保暖，以防感冒。

2. 中医特色护理

手法按摩排乳技术和中药涂药技术相结合。

中医辨病辨证分析：病人病位在乳房，诊为乳痈，与肝、胃密切相关，为肝经气滞，胃经郁热，结于乳络，乳汁阻塞乳管，气血凝滞，肿胀疼痛，体温升高，邪热内盛，正邪交争，营卫失和，辨为气滞热壅证。治以疏肝行气，散结通络，通乳消肿。

手法按摩排乳技术。保持房间温度适宜。协助病人取仰卧位，袒露双乳，指导病人尽量放松。分别按压病人乳中、乳根、膻中、期门等穴位，力度适中，以病人感觉微微酸胀为度，每个穴位按压 10 次左右；点按乳中穴可以促进乳汁分泌；点按乳根穴可以散结止痛，清泻阳热之毒，疏通乳络及乳部气血；点按膻中穴可以行气解郁，疏通乳络。操作方法：以提捏手法反复刺激乳头、乳晕，引起排乳反射，以病人自身乳汁润滑整个乳房。手法按摩排乳操作应从乳腺无病变位置开始，将乳汁推到乳晕处稍加压力，促使乳汁排出，再排乳腺有肿块的部位，双手轮换，由乳根部向乳头方向推进数次，手法由轻至重，按摩时间为 15 ~ 20 分钟，直至淤积的乳汁排出，肿块缩小或消失，乳腺腺体均匀、松软即可。在操作过程中注意观察病人乳头有无皲裂、乳腺管开口处有无小栓子、有无奶栓堵塞乳孔，若乳腺管开口处有乳栓，须先挤出乳栓，保持乳腺管通畅。对于乳房较大、疼痛较明显者，切忌操之过急、猛力蛮挤，应力度适当、循序渐进，以防造成不必要的损伤，并降低病人对治疗的恐惧；排出积乳时应观察有无脓性乳汁；注意观察病人的乳房疼痛情况，根据病人的反应调整按摩力度大小；如果病人双侧乳腺均患病，可从疼痛较轻的一侧开始治疗，以免增加病人的恐惧心理。

中药涂药技术。用清茶将乳通散调好，均匀外敷于乳房患处，外敷的范围应略超过病灶范围，厚度约 0.5 cm，每天 2 次，每次 30 分钟。通过局部乳通散外敷，达到消肿退热的作用。

病人连续 3 天来门诊行手法排乳外加乳通散外敷，疗效显著。

乳通散处方：蒲公英 30 g，路路通 20 g，醋青皮 20 g，黄柏 20 g，麸炒苍术 20 g，甘草 10 g。

疗效评价

治疗后，病人左乳条索状隆起消失，乳房局部红肿区域明显减小，体温降至 36.6℃，VAS 评分为 1 分，SAS 评分为 34 分；病人诉焦虑症状明显缓解。经评估，病人可继续哺乳。

治疗前后差异显著。

疗效评价见表 4-1。

表 4-1 疗效评价

量化评估项目	治疗第 1 天	治疗第 2 天	治疗第 3 天
VAS 评分	6 分	4 分	1 分
肿块大小评分	6 分	3 分	0 分
红肿范围评分	6 分	3 分	0 分
体温评分	2 分	0 分	0 分
SAS 评分	62 分	50 分	34 分

【体会】

急性乳腺炎是乳房部位最常见的急性化脓性疾病，常发生于产后哺乳期女性，尤以初产妇多见。哺乳期急性乳腺炎既影响产妇的健康，也降低产妇的生活质量，还有碍婴儿的母乳喂养，影响母子两代人的健康。

在该病的治疗上，西医治疗强调抗感染，中医治疗强调以通为用、以消为贵，但中、西医均认为应排空乳汁。抗生素治疗后，乳房局部容易形成结块，影响哺乳。而中医治疗方法多种多样，且无须中断哺乳，药物无须口服，透皮吸收，直接作用于局部，避免胃肠道的首过效应。我院运用手法按摩排乳加乳通散外敷治疗哺乳期急性乳腺炎，疗效获得了诸多病人的肯定。

手法按摩排乳主要适用于乳汁郁滞、乳头破损、乳房结块，乳房肿胀疼痛较重，以及不能顺利进行母乳喂养，且存在发热恶寒、体温 39℃以下、乳汁排泄不畅的哺乳期产妇。

母乳喂养有很多优点，不仅有助于提高婴儿免疫能力，降低儿童期肥胖和婴儿猝死发生率，还可以减少过敏性疾病的发生，在婴幼儿出生 1 小时后即实施母乳喂养，后期就能够更加顺利地开展母乳喂养。而初产妇缺乏哺育经验，容易出现乳汁淤积现象；若未规避风寒等，则易外感风邪，导致哺乳期急性乳腺炎的发生。

哺乳期急性乳腺炎发作，可通过手法按摩排乳联合乳通散外敷减轻症状。手法按摩排乳可加快局部毛细血管扩张的速度，使血管通透性增加，改善局部血液循环，加快乳汁分泌速度以及排出速度；乳通散外敷依靠中药药性通乳行气。乳通散中蒲公英、黄柏性寒泻实热，具有清热解毒、散结消肿的功效，亦能控制炎症；甘草缓急止痛、清热解毒、补气健脾；

路路通性苦降泄，利水消肿；青皮、苍术性温，可调和方中性寒药物，青皮能治疗胸肋满闷、乳房胀痛症状，苍术健脾胃、通便、舒畅全身气机。上述两种调护技术合用，可快速治愈病人。

综上所述，手法排乳加乳通散外敷在此病例治疗中发挥了显著疗效，展现了良好的中医专科门诊治疗前景。在今后的工作中，应积累经验，充分发挥中医护理的特色及优势。

典型病例2 乳腺增生症（中年女性）
中药膏摩技术、耳穴贴压技术

病人，女性，47岁。

2021年5月27日，病人就诊于北京中医药大学东方医院乳腺科门诊，主诉为"两侧乳房胀痛伴有包块半年余"。经详细询问得知，病人2020年事业突发变故，待业在家，半年前因生活琐事生气后出现右侧乳房外侧部疼痛与发胀等不适症状，时常困倦，且行经和生气时疼痛会加重。当时未就医，病人自行上网查询后口服乳癖消片，每日3次，每次3片，但服药并不规律，有时会忘记服用。病人诉最初几日吃药后症状有所缓解，过几日后便时好时坏，渐渐地，两侧乳房都出现了胀痛、包块，遂来院就诊。

查体：病人神志清楚，精神差，两乳房外侧部触之疼痛，自感发胀。

辅助检查：乳腺B超示双乳腺增生。

中医诊断：乳癖（肝郁痰凝证）。

西医诊断：乳腺增生症。

护理评估

1.疼痛评估

采用视觉模拟评分法（VAS）评估。

该病人VAS评分为6分，属中度疼痛。

2.乳房肿块评估

（1）乳房肿块质地评估标准：

质软如正常腺体　1分

质韧如鼻尖　2分

质硬如额　3分

该病人乳房肿块质地评分为2分。

（2）乳房肿块大小评估标准：

无肿块　0 分

肿块最大直径 ≤ 2 cm　1 分

肿块最大直径 2.1 ~ 5 cm　2 分

肿块最大直径 > 5 cm　3 分

该病人肿块最大直径 ≤ 2 cm，评分为 1 分。

（3）肿块范围评估标准：

无肿块　0 分

肿块范围局限在 1 个象限　1 分

肿块范围局限在 2 个象限　2 分

肿块范围局限在 3 个象限　3 分

肿块范围达 4 个象限　4 分

该病人肿块范围局限在 1 个象限，评分为 1 分。

3. 中医症状评估

症状按无、轻、中、重记 0、1、2、3 分。该病人双乳腺外侧部触之疼痛，自感发胀，记 2 分。

4. 病人一般状况评估

该病人生命体征平稳，望诊两侧乳房大小不等，触诊肿块呈结节状，刺痛不移，且质稍硬，但表面光滑，推之可动，与周围其他组织不粘连，为弥漫性增厚，无橘皮样改变。舌淡暗，苔白腻，脉弦滑。询问病人身高体重，计算出其 BMI 值为 28.5，属肥胖。病人平素饮食偏好辛辣，性情急躁易怒，身重倦怠，无抽烟喝酒等不良生活习惯。病人月经史 15（4—5）/（30—32），诉月经规律，但经行腹痛，行经时间短，量少，色暗红，伴血块。已婚晚育，生育两个男孩，诉生产时均困难，头胎为剖宫产，两孩哺乳时均困难，皆发生乳汁淤积的情况。病人母亲因乳腺癌去世。

5. 心理状况评估

该病人因疼痛症状紧张焦虑，担心病情恶化。

护理方案

1. 西医护理

药物对症处理后每隔 2 ~ 3 个月来院复查或自查。该病人有乳腺癌家族史，故应密切随访，以及时发现恶变。指导病人穿着合适内衣，遵医嘱服用雌激素受体拮抗剂和维生素类药物。

2. 中西医结合护理

与西医护理有别，中医护理更注重情志调畅与饮食护理。文献示，针对该病证，中西医结合护理可以获得满意效果。在西医护理基础上，护士向病人普及中医理念，予病人五音疗法，指导其放松心情，改善精神状态；嘱病人饮食上宜清淡、低脂肪、低蛋白，忌食咖啡、可可等高嘌呤食物及雌激素、催乳素含量高的食物；告知病人不健康的饮食习惯会导致雌激素分泌异常，引起乳腺增生。告知病人可选用佛手 3 ~ 5 g 泡水代茶饮，或用干玫瑰花瓣 6 ~ 10 g 泡水代茶饮，可经常含服金橘饼、九制陈皮。因该病症与内分泌失调有关，故建议病人遵医嘱应用中药调理。

3. 中医特色护理

针对本病例，可使用中药膏摩技术、耳穴贴压技术。

中药膏摩技术。将膏摩中药研成细末，以温水（40℃）调膜备用。操作前评估该病人全身情况，询问病人过敏史、慢性病史、是否对温度耐受、是否在妊娠期及月经期，检查病人胸部皮肤有无破溃、红肿、斑疹等。开穴，即选取膻中、乳中、乳根、期门等穴位，将调好的药膜点涂于选取的穴位之上，施以点、按、揉等按摩手法，按摩 2 ~ 3 分钟，以皮肤微红为度，发挥按摩和药物的综合治疗作用，促进药物的渗透和吸收。穴位按摩可以加快部分毛细血管扩张速度，增加血管通透性，有宽胸理气、散结化滞、活血调经之功效。将药膜均匀敷于病人胸部，厚度以 2 mm 为宜，手法轻重适中，完整覆盖整个胸部。如病人腋下有副乳，则指导病人抬起双臂，暴露腋下，将药物覆盖于副乳之上。调制石膏，用石膏覆盖、包裹住药膜，可以保温，促进药物的吸收，还能避免单纯外敷药膜时药膜出现干裂。治疗时与病人保持良好的交流，使其放松心情以提高治疗效果；用红外线灯照射 20 分钟，温度以不灼伤皮肤为佳，红外线灯照射能持续加热，促进乳房局部血液循环。中药膏摩每次治疗时间为 20 分钟，10 次为一个疗程，经期应停止治疗。

中药膏摩处方：檀香 30 g，香附 15 g，紫苏叶 15 g，吴茱萸 20 g，白芷 20 g，丹参 20 g，陈皮 30 g，丁香 20 g。

耳穴贴压技术。该操作起辅助作用。操作前评估病人耳部皮肤，询问病人有无过敏史，尤其是胶布过敏史。采用 75% 的酒精对耳部皮肤进行消毒，循环按摩耳郭，调动耳部气血，重点按摩乳腺相关区域。选取乳腺（为该病特效穴）、皮质下、内分泌、神门、肝 5 个耳穴，采用 75% 的酒精对耳朵进行消毒，用胶布在耳穴上贴压王不留行籽，贴压完毕后，嘱病人用食指和拇指对耳穴进行压按，注意手法开始要轻柔，逐渐加重，以耐受为度。

疗效评价

通过乳腺中药膏摩联合耳穴贴压治疗，病人自诉经前乳房胀痛明显缓解。经过 3 个疗程的治疗，病人 VAS 评分由 6 分降至 1 分，肿块质地评分由 2 分降至 1 分，胸肋胀痛评分由 2 分降至 1 分，B 超结果显示乳腺腺体厚度减薄。

疗效评价见表 4-2。

表 4-2　疗效评价

量化评估项目	治疗前	治疗后
VAS 评分	6 分	1 分
肿块质地评分	2 分	1 分
肿块大小评分	1 分	1 分
肿块范围评分	1 分	1 分
胸肋胀痛评分	2 分	1 分

【体会】

随着人们生活方式的变化，乳腺增生症的发病率逐年升高，且发病人群逐渐年轻化，成为威胁女性健康的一大难题。乳腺增生症属中医"乳癖"之范畴。"乳癖"之名最早见于华佗所著《中藏经》，至明清时期论述渐详。《疡科心得集》中指出："有乳中结核，形如丸卵，不疼痛，不发寒热，皮色不变，其核随喜怒为消长，此名乳癖。"描述了乳癖的临床表现，提示乳癖与情绪有关。治疗须以疏肝理气、活血化瘀、通络散结为原则，中药膏摩技术与耳穴贴压技术均为外治法，能够最大限度地减少内服药物可能产生的不良反应。中药膏摩技术中，中药膏摩方的药材以檀香、紫苏叶、白芷、陈皮四药性温，归脾、胃经，前三者理气开郁、行气温中、宽胸畅膈、化痰散结，后者治中焦气滞、胃失和降；香附调经止痛；吴茱萸、丁香温肾助阳散结；丹参活血通经。诸药大多辛温芳香走窜，集疏肝理气、散结通络于一体，可直达病所，缓解病人症状。药物经皮吸收，提升了治疗有效率，展现了良好的治疗前景。耳穴贴压技术所选取的耳穴中，乳脉为乳腺增生症的特效耳穴；皮质下、内分泌能够调节神经及内分泌功能，神门有镇静安神止痛的作用，刺激这些耳穴能调节下丘脑 - 垂体 - 肾上腺轴，逐步调节内分泌紊乱，消除内分泌紊乱导致的乳腺疼痛；耳穴肝可以疏肝理气止痛。诸穴合用，可通过"协脏腑，调乳络"达到疏肝理气、通络止痛的目的。中药膏摩技术与耳穴贴压技术的联合使用，可以最大限度地缓解乳腺增生症所带来的疼痛症状。通过疗效观察与对病人的长期随访，可以判断中药膏摩技术与耳穴贴压技术联合使用的短、长期治疗效果，帮助医生临床调整用药与耳穴选择。

综上所述，中药膏摩具有作用迅速、安全有效、减少病人痛苦、弥补内治法不足等优势。在乳腺增生症急性发作期，可以通过中药膏摩联合耳穴贴压的方法来缓解疼痛。但中药膏摩技术也存在不足之处，如目前临床上对于中药膏摩治疗乳癖的研究文献多为个人治疗经验的总结，对照的病例样本有限。因此，在今后的工作中，医护人员应充分利用资源，加强对使用了中药膏摩技术的病人的随访工作，注重观察中药膏摩技术的长期疗效，遇问题及时处理，做到"以病人为中心"，提高病人满意度，发挥中医护理的特色及优势，推动中医特色调护技术的长远发展。

<h2 style="text-align:center">典型病例 3　乳腺增生症（青年女性）</h2>

中药膏摩技术、艾灸技术

病人，女，27 岁。

2020 年 12 月 3 日，病人因"双侧乳房胀痛伴有肿块 3 个月余"就诊于乳腺科门诊。入院时症状：双侧乳房持续胀痛、刺痛，经前 1 周情绪烦躁时症状加重。平素工作压力较大，月经周期不准，心烦易怒，食欲差，眠浅易醒。

查体：病人神志清楚，精神差，双侧乳晕无异常，皮肤无红肿，乳头偶尔会有淡黄色的溢液，双乳房外侧象限可触及多个大小不等、厚薄不均、软硬不一的片状肿块，压痛（++），活动度可，与皮肤无粘连，双侧腋窝淋巴结未触及。舌红苔薄黄，脉弦，二便正常。体温 37℃，心率 78 次 / 分，呼吸 18 次 / 分，血压 120/70 mmHg。

辅助检查：乳腺彩超提示，双乳腺体结构紊乱，双乳外上可探及多个低回声区，最大者约 0.62 cm × 0.31 cm × 0.50 cm。

中医诊断：乳癖（肝郁痰凝证）。

西医诊断：乳腺增生症。

护理评估

1. 疼痛评估

采用陈旭在外消乳癖膏贴敷治疗乳腺增生病的临床研究中的疼痛分级标准，将病人的乳腺疼痛分为 5 级：

无触痛，无自发痛　0 级

轻度触压痛，无自发痛　1级

自发性疼痛，经前期出现，呈阵发性，中等程度压痛，不影响生活　2级

自发性疼痛，呈持续性，明显触痛，略影响生活　3级

持续性自发性疼痛，牵掣到腋窝、肩背，压痛明显，检查时有不自觉避让动作，影响生活　4级

该病人持续疼痛3个月余，触碰时疼痛明显加重，导致心情烦躁，生活质量下降，属于3级疼痛。

2. 心理状况评估

采用焦虑自评量表（SAS）评估病人焦虑程度。

病人就诊时因乳腺增生的不适有焦虑情绪，有强烈的自卑、害怕和恐惧等心理，SAS评分为68分，属于中度焦虑。

护理方案

1. 常规护理

饮食宜清淡易消化，忌食辛辣油炸等刺激性食物，禁止食用牛肉、鸡肉，适量增加粗粮以及黑木耳、核桃、黑芝麻、蘑菇、海带等的摄入。乳腺疼痛会对病人的生活以及工作带来很大的负面影响，病人很容易出现烦躁、抑郁等不良情绪，护理人员要及时安抚病人情绪，尽量让病人在平和的心理状态下接受治疗，告诉病人一些治疗效果良好的案例，增加病人对治疗的信心及对治疗的配合度。

2. 中医特色护理

针对病人双侧乳房胀痛，行乳腺中药膏摩联合足三里穴位艾灸。

中药膏摩技术。中药膏摩技术的具体操作步骤如下。

（1）将调制好的软硬适宜的中药药膜放在膻中、乳中、乳根、期门穴上，覆盖纱布，用中指及食指以按揉手法进行按摩，手法轻重适度，按摩时间约1分钟，以局部微红为宜。

（2）将软硬适中的药膜敷于胸部，厚度0.5～1 cm。同时与病人保持交流，使其心情放松以提高治疗效果。

（3）将石膏粉放入治疗碗内，用温水调成糊状，涂于药膜之上，石膏需覆盖包裹住药膜，厚度0.2～0.3 cm。石膏覆于药膜之上，可以塑形保温收敛，促进药物吸收。

（4）用红外线灯照射20分钟。月经干净2天后开始用药，2天一次，直至下次月经来潮，避开月经期。1个月经周期为1疗程，连续治疗3个疗程后做彩超检查。

中药膏摩处方：檀香 30 g，香附 15 g，紫苏叶 15 g，吴茱萸 30 g，白芷 20 g，丹参 20 g，陈皮 30 g，丁香 20 g。该方有疏通乳络、消肿散结、缓解疼痛、改善腺体增生状态的功效。

艾灸技术。将艾炷插入盒内艾灸针上，呈竖立状态，用打火机将艾炷一端点燃；找准卡口位置，盖好盒盖并旋转拧紧，旋转调温盖调节风门大小；将艾灸盒装入艾灸包内，并拉上艾灸包封口拉链；用小毛巾擦拭局部皮肤，将艾灸包固定在足三里穴位上，留置 10 分钟。施灸过程中随时观察病人有无不适，防止烫伤，防止艾灰脱落烧伤皮肤或衣物。如病人出现不适，立即停止治疗，通知医生。

疗效评价

主要通过病人乳腺疼痛分级、SAS 评分进行评价。病人治疗前疼痛分级是 3 级，SAS 评分为 68 分，属于中度焦虑。治疗 7 天后，病人疼痛明显减轻，分级变为 2 级，SAS 评分降为 62 分，属于中度焦虑。经过 1 个月的治疗，疼痛分级降为 1 级，SAS 评分降为 51 分，属于轻度焦虑。治疗 3 个月之后，疗效更加显著，疼痛分级为 0 级，SAS 评分降为 46 分，病人已无焦虑情绪。中药膏摩外敷辅以艾灸可有效提高对乳腺增生症的治疗效果，使病人的疼痛度减轻，焦虑情绪得到缓解，心情舒畅。

【体会】

乳腺增生症的主要临床特点为乳房胀痛、乳房肿块、乳头溢液，属中医"乳癖"的范畴。本病多由肝气不舒、冲任失调致使乳房气滞血瘀、痰瘀凝结而成。

西医对乳腺增生症尚无特效疗法，临床以激素抑制剂类药物治疗及外科手术治疗为主，但绝大多数病人并无手术指征，激素抑制剂类药物治疗虽具有一定的疗效，但是不良反应严重、远期效果不佳。

乳腺增生症是中医治疗的优势病种。近年来，中医药治疗乳腺增生症的疗效得到了越来越多的医生及病人的肯定。在本病例中，将调制好的软硬适宜的中药药膜放在膻中、乳中、乳根、期门穴上，覆盖纱布，用中指及食指以按揉手法进行按摩，可以通过刺激经络、穴位以行气。中药膏摩药方由檀香、香附、紫苏叶、吴茱萸、白芷、丹参、陈皮、丁香组成，其中檀香行气止痛，香附疏肝理气、调经止痛，紫苏叶行气宽中，吴茱萸散寒止痛，白芷消肿止痛，丹参凉血活血、散瘀消痈，陈皮理气和中，丁香散寒止痛、温肾助阳。将软硬适中的药膜敷于双侧胸部后，将石膏粉用温水调成糊状，覆盖、包裹住药膜，充分利用石膏粉遇水放热的原理，并用其保温、塑形。同时，红外线灯照射的持续加热，促进了乳房局部血液循环，提高了疗效，增加了病人的舒适度和满意度。

在中医理论的指导下，临床上形成了多种治疗乳腺增生症的中医外治法，中医外治法具有起效迅速、简单方便、疗程较短、安全可靠、病人容易接受等明显优势。乳腺中药膏摩能够使药物中的有效成分透过皮肤直达病灶，从而舒筋活血，改善局部微循环，治疗方法简单，病人依从性较好。艾灸对人体机能的调理具有整体性，艾灸足三里穴，可促进气血运行，起到温中散寒、化瘀消肿、疏肝解郁、行气活血止痛、健脾补胃、增强正气等作用，进而达到防病强身、延年益寿的目的。

典型病例 4　骨痹疼痛
中药蜡疗技术

病人，女，68 岁。

病人于 2021 年 5 月 10 日就诊。病人 10 余年前出现双膝关节疼痛，诊断为"重度骨关节炎、滑膜炎"，此后双膝关节肿痛间断发作，均行对症治疗。2 周前病人双膝关节疼痛加重，轻度肿胀，行走不利，为求进一步诊治，以"双膝关节疼痛反复发作 10 余年，加重 2 周"为主诉被收住风湿科病房。病人诉口干、口苦，心烦，入睡困难。

查体：病人神志清楚，精神差，眼球活动灵活，双侧瞳孔等大等圆，对光反射灵敏，应答切题。伸舌居中，咽部未见充血、肿大。全身皮肤及浅表黏膜未见黄染及出血，周身浅表淋巴结未触及肿大，耳鼻未见明显分泌物。胸廓对称，气管居中，双肺叩诊音清，听诊呼吸音粗，未闻及干、湿啰音。脊柱侧弯，左手指间关节畸形，双膝关节强直，屈曲不能，髌骨活动度消失，双膝髌骨下及内侧压痛，轻度肿胀，双足背动脉搏动正常。生理反射存在，病理反射未引出。舌淡暗，苔薄黄，右脉细弱，左脉弦细滑。体温 36.3℃，脉搏 78 次 / 分，呼吸 18 次 / 分，血压 140/80 mmHg。

辅助检查：全血细胞分析示白细胞计数 7.98×10^9/L，血红蛋白含量 146 g/L，血小板计数 289×10^9/L；胸部 CT 示右肺中叶及左肺小舌轻度支气管扩张，两肺陈旧病灶，心影稍大。

中医诊断：骨痹（湿瘀互阻证）。

西医诊断：重度骨关节炎。

护理评估

1. 疼痛症状评估

采用数字分级法（NRS），使用疼痛程度数字评估量表对病人疼痛程度进行评估。用数字 0 ~ 10 表示疼痛程度，0 表示无疼痛，10 表示最剧烈的疼痛。交由病人自己选择一个最能代表自身疼痛程度的数字（整数），或由医护人员根据病人对疼痛的描述选择相应的数字。NRS 疼痛评分标准：

无痛（0 分）

轻度疼痛（3 分以下）：轻微疼痛，能忍受

中度疼痛（4 ~ 6 分）：疼痛并影响睡眠，尚能忍受

重度疼痛（7 ~ 10 分）：有较强烈的疼痛，疼痛难忍，影响食欲，影响睡眠

本病例病人入院时评分为 7 分，属于重度疼痛。

2. 巴塞尔指数评估

巴塞尔指数（Barthel index）是一种评定基础性日常生活活动能力的工具。

巴塞尔指数评分标准：

生活自理，日常生活活动良好，不需他人帮助　0 级（100 分）

轻度功能障碍，能独立完成部分日常活动，但需一定帮助　1 级（61 ~ 99 分）

中度功能障碍，需要极大帮助才能完成日常生活活动　2 级（41 ~ 60 分）

重度功能障碍，大部分日常生活活动不能完成或完全需人照料　3 级（≤ 40 分）

该病人的评分为 45 分，属于 2 级。

护理方案

1. 常规护理

（1）生活护理。关节部位保暖，防风寒、防潮湿，出汗时切忌当风。日常活动中要注意保护关节，必要时佩戴护膝，避免出现关节扭挫、磕碰等意外损伤。改变体位时注意保护患肢，纠正不良姿势和体位，避免久行、久立。

（2）饮食护理。中医学认为，饮食如果调控得好，对疾病的恢复会有很大作用。肝肾亏虚证者，宜食补益肝肾、强筋健骨的食物，如黑豆、黑芝麻等；寒湿痹阻者，宜进食温经散寒的食物，如韭菜、羊肉、干姜等，忌生冷食物；湿热阻络者，宜食清热利湿通络的食物，如丝瓜、冬瓜、赤小豆、玉米须等，忌食辛辣、肥甘、醇酒等食物。鼓励病人多饮水。

（3）心理护理。本病病程长，病情反复，由于行动不便，病人很容易焦虑，而保持精神面貌、心理状态的良好对疾病的恢复与转归有极大的帮助。医护人员要关心并给予病人安慰，使之心情愉快；向病人介绍本病的发生、发展及转归，取得病人的理解和配合；应及时评估病人的心理社会状况，消除其不良情绪，同时加强巡视，多关心病人，不要让病

人感到孤独。

（4）功能锻炼。骨痹操具有舒经活血、通络止痛、改善关节功能的作用，对于疾病的预防和治疗具有重要的意义。骨痹操锻炼时应该循序渐进，量力而行，避免突然剧烈运动，动作幅度由小到大，如果感觉疲乏无力或者有其他不适，应立即停止锻炼。不同功效的常见功能操如下。温补肝肾：梳百会—捏双耳—按肾俞—搓丹田—揉三里。舒筋通络：拍肩井—舒宽胸—理三焦—弹拨泉（双手拇指从前向后、从后向前弹、拨阳陵泉穴）—调气息。要求：各节均做 8 次，每天 1 次，以身体可承受为度，以无不适为宜。

2. 中医特色护理

遵医嘱给病人施以中药蜡疗技术。中药蜡疗技术是在中医理论指导下，以加热融化的医用石蜡为导体，将中药膏与之结合应用于患处的一种方法，有活血化瘀、温经通络、祛湿止痛的作用。

具体操作如下。

（1）中药膏的制作。

将蜡疗方中的中药磨成粉，用温水混合搅拌均匀，制成湿度合适的中药膏备用。

中药蜡疗处方：雷公藤 30 g，千年健 30 g，威灵仙 30 g，制川乌 15 g，艾叶 30 g，红花 10 g，鸡血藤 30 g，麻黄 10 g，伸筋草 30 g。

（2）蜡的制作。

将医用石蜡用蜡锅融化成液态，温度控制在 45 ～ 50℃，取液态蜡 300 ～ 350 ml 灌入一次性塑封袋中备用，治疗之前测量好温度，温度以病人可以耐受为宜。

（3）取穴。

取穴内外膝眼、血海、梁丘。嘱病人取仰卧位，暴露膝盖，取适量中药膏覆盖于患处关节，然后取一片灌好的蜡覆于药膏上，再用保鲜膜缠绕包裹约 30 分钟，1 日 1 次，14 天为一个疗程。

操作注意事项如下。

（1）局部皮肤有创面、溃疡、红斑或水疱者，皮肤瘙痒者、体质虚弱者或高热病人，急性化脓性炎症、肿瘤、结核、脑动脉硬化、心肾功能衰竭、出血性疾病、温热感觉障碍病人以及婴幼儿，禁用蜡疗技术。

（2）热敷部位潮红、有温热感属正常现象。治疗过程中应密切观察病人的皮肤，询问病人患处的感受。如出现过敏现象或灼痛感，应立即停止治疗并报告医生给予对症处理。

（3）不能用力挤压，蜡疗操作时间一般为 30 分钟。

（4）操作后注意饮温热水，卧床休息，防寒保暖，嘱病人应循序渐进地进行关节锻炼，提高关节灵活度。

疗效评价

经过治疗与护理，病人日常生活能力评分升高，疼痛明显减轻，关节活动受限明显减轻，病人的生活质量得到了提高。

疗效评价见表4-3。

表4-3 疗效评价

量化评估项目	第1天	第7天	第14天
NRS 评分	7分	5分	2分
巴塞尔指数	45分	75分	85分

【体会】

骨痹是一种表现为慢性疼痛和活动障碍的慢性退行性疾病。《中藏经》指出："骨痹者，乃嗜欲不节，伤于肾也。"《圣济总录》曰："夫骨者，肾之余；髓者，精之所充也。肾水流行则髓满而骨强，迨夫天癸亏而凝涩，则肾脂不长。肾脂不长，则髓涸而气不行，骨乃痹，而其症内寒也。"

骨痹属于中医的"痹症"范畴，其特点是肝肾亏损、气血不足、瘀血滞留。长时间的正气不足，对人体的津液输布会有很大的影响，久而久之浊气就会增多，最后痹阻经络，关节越来越肿胀疼痛。

中药蜡疗技术是集药物吸收、温热疗法、穴位刺激于一体的方法。有临床研究表明，蜡疗技术治疗痹症类疾病疗效确切。中药蜡疗组方中，雷公藤祛风除湿，通络止痛，解毒消肿；红花活血行气，祛瘀止痛；制川乌祛风散寒，温经止痛。蜡的温热作用，可以促进局部血液循环，激发药效。中药蜡疗技术副作用小，无创伤，更容易被人们接受。

中药蜡疗技术对骨痹的症状有很大的改善作用，可以促进关节周围血液循环，推动气血运行，缓解关节僵硬，提高疾病的临床治疗与预后效果。综上所述，中药蜡疗技术值得进一步推广。

典型病例 5 痤疮
中药面膜技术

病人，女，22 岁。

2021 年 3 月 22 日就诊。病人因近两个月工作压力大、熬夜，导致皮疹复发、加重，就诊于皮肤科。病人纳可，眠可，小便黄，大便干，既往体健，平日喜食甜辣。

查体：病人神志清楚，精神差，面部皮脂溢出，全脸散在红色炎性丘疹、粉刺，中度量脓疱，少许凹陷性瘢痕，皮疹微痒痛。舌红，苔黄腻，脉滑数。

中医诊断：粉刺（湿热蕴结证）。

西医诊断：痤疮。

护理评估

1. 痤疮严重度分类

按照痤疮严重度国际分类法（国际改良分级法为依据）分为轻度（Ⅰ级）、中度（Ⅱ级）、中度（Ⅲ级）、重度（Ⅳ级）。

轻度（Ⅰ级）：皮损主要为粉刺，可见少量丘疹和脓疱，总病灶数少于 30 个。

中度（Ⅱ级）：有粉刺，并有中等数量的丘疹和脓疱，总病灶数为 31 ~ 50 个。

中度（Ⅲ级）：有大量丘疹和脓疱，偶见大的炎性皮损，分布广泛，总病灶数为 51 ~ 100 个，结节少于 3 个。

重度（Ⅳ级）：为结节 / 囊肿性痤疮或聚合性痤疮，多数有疼痛并形成囊肿，总病灶数在 100 个以上，结节 / 囊肿在 3 个以上。

此病人有中等数量的丘疹和脓疱，属中度（Ⅱ级）。

2. 心理状况评估

采用 GAD-7 广泛性焦虑自评量表评估。GAD-7 广泛性焦虑自评量表评估标准如下：

0 ~ 4 分　正常

5 ~ 9 分　轻度焦虑

10 ~ 14 分　中度焦虑

15 ~ 21 分　重度焦虑

评分越高，焦虑程度越重。该病人评分为 19 分，属重度焦虑。

护理方案

1. 常规护理

（1）情志护理：保持情志乐观豁达，避免着急、生气、焦虑等不良情绪。

（2）生活护理：注意生活规律，不熬夜，晚间 22 点前要就寝。熬夜会造成机体阴阳失调，影响夜间肝脏排毒和皮肤新陈代谢。

（3）饮食护理：尽量不吃辛辣、油腻及过甜的饮食，多吃蔬菜水果，保持胃肠通畅。

（4）卫生习惯护理：嘱病人要养成良好的洗护习惯，避免日晒潮热，多运动，多游泳，多洗澡，不要用手挤压痤疮，防止感染；患病期间尽量不用堵塞毛孔的化妆品，日常护肤须在专业医生的指导下科学合理地应用适合皮肤特性的洗面奶、乳液、防晒霜和修复霜，防止痤疮复发。

2. 中医特色护理

针对病人的痤疮情况，运用中药面膜技术对病人进行为期 15 天的中医护理。该技术能够有效改善病人的痤疮。

具体操作如下。

让病人保持仰卧体位，护理人员用治疗巾包住病人头发，铺颈巾，用生理盐水擦拭清洁面部皮肤。向负氧离子喷雾水杯中加入纯净水至标准刻度，待蒸汽喷出，持续喷雾 5 ~ 10 分钟。用安而碘消毒痤疮患处后，以无菌探针挑治脓头及粉刺栓，并涂以痤疮药膏。眉毛、眼睛、嘴唇用纱条覆盖加以保护。选取适量的以大黄、黄连、白花蛇舌草为主的中药，混合后磨成细粉并加入适量医用熟石膏制成药粉，用温水（40 ~ 50℃）调药粉成糊状，均匀涂抹于面部，静置 20 ~ 30 分钟，待药膜干后，轻轻取下，然后用温水擦拭并洗净面部，敷收缩爽肤水。每周 1 ~ 2 次，连续治疗 1 个月。

操作注意事项如下。

（1）使用前应清洁面部。

（2）采用石膏粉倒膜前应先用棉片或纱布覆盖眼部和口部。

（3）使用膏状面膜时，不要涂抹得太靠近眉毛、眼睛、嘴唇，与眼周保持 0.5 cm 以上距离为宜。

（4）根据皮肤的性质或需要改善的皮肤的状态选择相宜的面膜。面膜使用的次数以每周 1 ~ 2 次较为适当。每次敷面膜的时间，除有特别要求，一般建议 15 ~ 20 分钟。

治疗前告知病人的内容如下。

（1）治疗过程中，会出现疼痛感。

（2）治疗后，清疮部位会出现红印，两三天后红印会自然消退。

（3）治疗后注意防晒。

疗效评价

主要通过痤疮严重程度进行评价。经过 15 天的治疗，病人的丘疹脓疱由原来的中等数量转为少数量，痤疮严重度由原来中度（Ⅱ级）转为轻度（Ⅰ级），心理焦虑程度由原来的重度焦虑（19 分）转为正常（3 分）。病人在 15 天的治疗过程中未发生任何全身及局部的不良反应。

疗效评价见表 4-4。

表 4-4　疗效评价

评估项目	治疗第 1 天	治疗第 15 天
痤疮个数	42	17
痤疮严重度分级	中度（Ⅱ级）	轻度（Ⅰ级）
焦虑评分	19 分	3 分

【体会】

本病例中所用的中药面膜以大黄、黄连、白花蛇舌草为主药，均是清热解毒燥湿，辅以壁虎、连翘。黄连、大黄共奏清热解毒燥湿之功；壁虎活血通络，为血肉有情之品，生肌敛口之疗效独特；疮家之圣药连翘既可清心泻火，又可解毒以消痈散结。上述药物混合使用，可以清热活血、散结解毒。粉刺针清理局部粉刺、丘疹和脓疱能预防皮肤炎症并减轻已发炎部位炎症的程度。石膏倒膜在凝固中产生的热效应，可加速皮肤的血液循环，促进外用药物的渗透吸收，从而在短期内达到消炎和修复皮损的作用，对缩短疗程、提高治愈率和有效率起到很大的作用。中药面膜外敷是中医外治法则应用于临床的体现，《理瀹骈文》云："外治之理，即内治之理；外治之药，亦即内治之药，所异者法耳。"中医外治的原理和方法代代相传。随着美容医学的不断发展及人们对损美性疾病的日渐重视，如何找到有效而副作用小的治疗药物及方法，是美容医学面临的重要问题。中药面膜在治疗的同时有护理深层皮肤的功效，在美白、滋润、祛斑、消炎、抗皱等方面已体现出显著优势。在本病例中，通过中药面膜护理技术，病人的痤疮得到了很大改善。

参与市场竞争的中药面膜最显著的优势是面膜中添加的中药成分具有确切的美容或治疗功效，但制造商为了保持面膜的稳定性并使其中成分易被吸收，通常要向其中加入防腐剂、促透皮吸收剂、成膜剂和乳化剂，违背了中药面膜的纯天然属性。中药面膜技术在未来的发展中，不仅要继承传统中医药的基本理论，还应充分利用现代科学技术，充分吸收各学科的最新研究成果，在技术、工艺、剂型等方面大胆创新。寻找安全的促进中药面膜成分快速吸收的方法，是中药面膜治疗痤疮的发展方向。

典型病例 6 项痹颈肩疼痛

储药罐技术

病人，男，65 岁。

病人右颈肩部疼痛伴抬举受限，左侧腹部时有胀痛，排气后可缓解，排尿等待，夜尿 2 ～ 3 次，2 天前右侧颈肩部疼痛加重，右肩抬举受限，为求进一步系统诊疗，于 2021 年 10 月 22 日由门诊收入肾病科。病人既往史：①冠状动脉粥样硬化性心脏病病史 15 年，于 2006 年行冠状动脉支架植入术，规律服用阿司匹林肠溶片 1 次/日，每次 100 mg；②高脂血症病史 15 年，规律服用阿托伐他汀钙片 1 次/日，每次 20 mg，血脂控制良好；③前列腺癌病史 1 年余，规律服用比卡鲁胺片 1 次/日，每次 50 mg，规律皮下注射醋酸亮丙瑞林缓释微球 1 次/月，每次 1 支。有头孢类抗生素过敏史。否认病毒性肝炎、结核等传染病史，否认外伤史、中毒史、其他手术史及输血史。

查体：病人神志清楚，精神差，无胸痛，无咳嗽咳痰，体温 36.1℃，心率 78 次/分，呼吸 18 次/分，血压 140/78 mmHg。

辅助检查：心电图无异常；胸部 CT 无异常。

实验室检查：白细胞计数 4.6×10^9/L；尿糖（++++）；低密度脂蛋白胆固醇 1.49 mmol/L；糖化白蛋白 34.75%；血糖 14.89 mmol/L；甘油三酯 2.08 mmol/L。

中医诊断：项痹（血瘀气滞证）。

西医诊断：颈椎病。

护理评估

1. 疼痛症状评估

采用数字分级法（NRS）对病人疼痛程度进行评估。

本病例病人静卧时 NRS 评分为 3 分，前臂上举后 NRS 评分为 6 分，属于中度疼痛。

2. 肩关节活动度评估

应用180°量角器测量评估肩关节活动度。使用中立位法，使肩关节处于活动开始位置，即病人处于立位，肩关节无外展、内收、旋转，前臂中立位，手掌面向躯干，测量活动度时以肩峰为中心，进行屈曲、伸展活动，屈曲活动为手臂在矢状面进行向前上方运动，伸展为手臂在矢状面进行向后运动。正常值：最大屈曲度为180°，最大伸展度为60°。

本病人入院时最大屈曲度为100°，最大伸展度为40°。

护理方案

1. 常规护理

颈椎病病人饮食宜清淡、易消化，忌油腻厚味刺激之品。可服用枸杞、菊花清肝明目，黑芝麻、黑米滋阴补肾；伴有高血压病者，宜多吃新鲜蔬菜，如豆芽、海带、木耳、冬瓜等。

指导病人注意坐姿，枕头不宜过高，肩部注意保暖，不宜受寒。避免长时间低头屈颈及长时间看手机、电脑等。指导病人正确进行颈部肌肉康复锻炼，方法如下。①摆头转颈。头从正中向右摆动3下，再向左摆动3下，重复5～10次。为避免头晕，嘱病人转头时眼睛要睁开，颈部要放松。②"米"字操。按右上、左下、左上、右下、转头、点头的顺序，行颈部"米"字操，反复做5～10次。（注：此病人已经出现颈部不适的状况，故不建议做"米"字操中的后仰动作，以免加重症状。）③前后左右运动。按低头、抬头、向左摆头、向右摆头的顺序活动颈部，做5～10次。④颈部按摩。先用左手掌心反复揉搓颈部右侧，然后再用右手掌心反复揉搓颈部左侧，交替重复至少30次。

2. 中医特色护理

针对病人颈肩疼痛伴活动受限的情况，运用储药罐技术对病人进行为期两个疗程的中医特色护理。

具体操作如下。

嘱病人取俯卧位，护士将配置好的活血化瘀中药液10 ml倒入罐中，药液温度为45℃左右。根据疼痛位置，选择大椎、天宗、肩井、风门穴上罐。运用闪火法，将酒精棉球点燃，一手拿罐，另一手持镊夹酒精棉球迅速入罐转一圈，然后快速将盛有药液的罐具吸附于皮肤上，使罐底朝上，药液充分浸渍皮肤表面。留罐10分钟，留罐期间观察病人局部皮肤情况。起罐时，一手拿住罐子，另一手拇指选罐口部位皮肤松软之处向罐口内下按，让空气缓缓进入罐内。用纱布垫擦干局部药液。每日1次，7天为1个疗程。

操作注意事项如下。

（1）拔罐前应充分暴露相应部位，有毛发者宜剃去毛发，并注意消毒，防止感染。

（2）选好体位。病人体位应舒适，拔罐部位宜舒展、松弛。勿改变病人体位，以防罐具脱落。

（3）老年人拔罐时药罐数量宜少，留罐时间宜短，吸力不宜过大。

（4）拔罐手法要熟练，动作要轻、快、稳、准。用于燃火的酒精棉球，不可吸含过多酒精，以免拔罐时酒精滴落到病人皮肤上而造成烧烫伤。若不慎出现烧烫伤，须按外科烧烫伤常规处理。

（5）燃着的酒精棉球伸入罐内的位置，以罐口与罐底的外 1/3 与内 2/3 处为宜。

（6）拔罐和留罐期间要注意观察病人的反应，病人如有不适感，应立即起罐；若病人不适感严重，可让病人平卧，保暖并饮用温开水，还可揉病人内关、合谷、太阳、足三里等穴。

（7）拔罐过程中如果病人出现拔罐局部疼痛，可减压放气或立即起罐。

（8）起罐时不可硬拉或旋转罐具，否则会引起病人疼痛，甚至损伤皮肤。

（9）拔罐后，皮肤会出现与罐口大小相当的紫红色瘀斑，为正常表现，数日即可消除；如出现小水疱，不必处理，其可自行吸收；如水疱较大，消毒局部皮肤后，用无菌注射器从疱底刺入吸出液体，再用无菌敷料覆盖。

（10）拔罐时注意防火，拔罐后注意保暖，避风寒。

该中医护理操作有改善病人颈肩疼痛伴活动受限的作用。

活血化瘀中药液处方：羌活 12 g，独活 6 g，藁本 10 g，防风 10 g，川芎 10 g，蔓荆子 6 g，葛根 15 g，僵蚕 8 g，炙甘草 5 g。

疗效评价

治疗前，病人疼痛评分为 6 分；经过 10 天治疗，疼痛评分由 6 分降至 3 分，效果显著。

治疗前，病人肩关节最大屈曲度为 100°，最大伸展度为 40°；经过 10 天的治疗，病人肩关节最大屈曲度由原来的 100° 上升至 130°，最大伸展度由原来的 40° 上升至 50°，效果显著。

经过 2 周的治疗，病人的疼痛评分降低，肩关节最大屈曲度和伸展度增加。病人自诉疼痛症状明显好转，肩关节活动度明显增加。

疗效评价见表 4–5。

表4-5　疗效评价

量化评估项目	治疗前	治疗第5天	治疗第10天	治疗两周后
NRS评分	6分	4分	3分	2分
肩关节最大屈曲度	100°	120°	130°	135°
肩关节最大伸展度	40°	45°	50°	50°

【体会】

中医学认为，颈椎病属于中医"项痹"范畴，是颈椎椎间盘退行性改变和继发病理改变累及周围组织结构而出现一系列临床表现的疾病，是一种慢性退行性脊柱疾病。所以治疗项痹当以祛风散寒、舒筋止痛为首。在本案例中，我们根据病人疼痛位置选取了大椎、天宗、肩井、风门穴为上罐部位。从已有的中医著作来看，手足三阳的阳热之气由大椎穴汇入并与督脉的阳气上行头颈，大椎穴有益气壮阳的功效；天宗穴是手太阳小肠经常用腧穴之一，具有散风、舒筋、止痛的功效；肩井穴是足少阳胆经的常用腧穴之一，具有祛风清热、活络消肿的功效；风门穴是足太阳膀胱经的经穴，为督脉、足太阳经交会穴，是临床祛风最常用的穴位之一，能够运化膀胱经气血上达头部。相对于西医药物、手术治疗，储药罐治疗可以在很大程度上避免药物的毒副作用及手术风险，从以往的临床实践研究来看，病人在接受储药罐治疗后出现颈肩疼痛伴活动受限症状反复的可能性相对较小，且储药罐治疗长时间改善病人生活质量的效果更为显著。

通过应用储药罐中医特色护理技术，本案例病人颈椎病颈肩疼痛伴肩颈活动受限得到了改善。储药罐技术具有操作简便安全、创伤性较小、无明显不良反应的特点，可为医院实施有效的护理方法提供借鉴。但储药罐技术还存在一定局限性，受具体使用药物和时间等因素的限制，目前对储药罐技术的研究仅涉及一个医院的病人，病例数较少，干预时间也较短，希望在今后的研究中能开展多中心、大样本的跟踪研究，以进一步验证此方法的科学性与可靠性。

典型病例7　缺血性脑卒中并发肺部感染

中药雾化吸入技术

病人，男性，75岁。

病人于2021年5月5日就诊，主诉"头晕伴肢体活动不利1个月，咳嗽1周"，以脑梗死急性期并发肺部感染被收住入院。病人1个月前因头晕不慎摔倒，后出现肢体活动不利，走路不稳，1周前开始出现咳嗽、喘憋，并进行性加重。病人腹胀、便干、便秘，头痛目眩，咳痰多。既往史：帕金森病史 5 年，口服药物控制。否认药物及食物过敏史。病人入院后出现呼吸欠平稳，双侧呼吸动度一致，双肺可闻及湿啰音；张口呼吸，口唇干燥，喉间痰鸣音明显；可自主咳嗽，但咳痰无力，无法自行将痰液排出，痰液极黏稠，呈黄色伴少量血丝状痰，不易咳出，吸痰后吸引导管内壁有大量痰液滞留、不易冲净。病人痰液黏稠度为Ⅲ度（重度黏痰），每日痰量为 100 ~ 120 ml，每次吸痰量为 10 ~ 15 ml。

查体：病人呈嗜睡状态，呼唤睁眼，言语含糊不清，肢体刺痛可定位，GCS 评分 11 分，双侧瞳孔等大等圆，直径 2 mm，对光反射灵敏。四肢肌力查体欠合作。体温最高达 38.5℃，心率 80 ~ 100 次 / 分，呼吸 20 ~ 26 次 / 分，血压 110 ~ 130/60 ~ 80 mmHg，血氧饱和度 93% ~ 98% 。舌质暗红，苔黄腻，脉弦滑。

辅助检查：胸部 CT 示双肺感染，双肺陈旧性病变；C 反应蛋白 146.5 mg/L。

中医诊断：中风（痰热腑实证）。

西医诊断：①缺血性脑卒中；②肺部感染。

护理评估

1. 呼吸状况评估

病人呼吸欠平稳，双侧呼吸动度一致，双肺可闻及湿啰音，张口呼吸，口唇干燥，喉间痰鸣音明显，可自主咳嗽，但咳痰无力，无法自行将痰液排出。

2. 痰液黏度评估

病人痰液极黏稠，呈黄色伴少量血丝状痰，不易咳出，吸痰后吸引导管内壁有大量痰液滞留，不易冲净，病人痰液黏稠度为Ⅲ度（重度黏痰）（痰液黏稠度分级标准参考见表4-6）。每日病人痰量为 100 ~ 120 ml，每次吸痰量 10 ~ 15 ml。

表4-6　痰液黏稠度分级

痰液评估项目	Ⅰ度（稀痰）	Ⅱ度（中度黏痰）	Ⅲ度（重度黏痰）
痰液性状	稀痰	较Ⅰ度黏稠	明显黏稠
痰液颜色	米汤或白色泡沫状	白色或黄白色黏痰	黄色伴血丝痰、血痰
能否咳出	易咳出	用力咳可咳出	不易咳出
吸痰后吸引导管内壁痰液滞留情况	无	易被冲洗	大量滞留，不易冲净
补加湿化液时间及量	1 ml/h	2 ml/h	5 ml/h

备注（湿化程度）	①湿化不足：痰痂形成 ②湿化过度：呼吸急促，痰液呈水样，血氧饱和度下降 3% 以上

护理方案

1. 常规护理

每日定时开窗通风，保持病室空气流通及清新。开窗时注意保暖，避免外感风寒，风邪入体。每日给予病人口腔护理 2 次，以保持口腔清洁，防止感染加重。详细记录病人出入量，在保证出入量平衡的前提下，保证病人足量水摄入。每 2 小时给予病人翻身叩背 1 次，翻身时注意保暖，注意叩击方法为从下向上、从外向里有节律地进行叩击，或机械震动排痰。进行操作时，注意观察病人面色、呼吸，发现异常应及时停止操作并与病人沟通，以取得配合及掌握舒适度。病人发热时，根据病人具体情况，给予相应护理措施。

2. 中医特色护理

根据病人证候，遵医嘱予痰热清注射液中药雾化吸入。

具体操作如下。

病人体重 50 kg，根据 0.2 ml/kg 的用药标准计算，得出病人需使用痰热清注射液 10 ml。以无菌溶药注射器抽取药液 10 ml 及 0.9% 无菌生理盐水 10 ml，将混合药液注入氧气雾化吸入装置内。雾化器储药罐与吸入管口旋紧连接，下端再与氧气装置的延长导管相连，注意连接应紧密，防止漏气。协助病人取舒适体位，开启氧气流量至 6 L/min，确认有足量雾气产生且下端无药液漏出后，将雾化面罩扣于病人面部。每次雾化吸入时间为 15 ~ 20 分钟，早晚各 1 次，14 天为一个疗程。

操作注意事项如下。

（1）指导病人深吸气，深吸气可使药液充分深入至支气管和肺内，吸入雾化液气后再屏气 1 ~ 2 秒，效果更好。

（2）佩戴雾化面罩时，应使雾化面罩包裹住病人口鼻，并将面罩固定系带调整至松紧度合适。操作过程中及操作后注意观察病人耳部皮肤，避免压迫损伤局部皮肤。

（3）使用氧气雾化吸入时，病房内要保持清洁、安静、光线充足，在避免病人受凉的前提下，室内要开窗通风换气，保持室内空气新鲜。

（4）密切观察病人的生命体征、神志及呼吸状况，及时发现并处理异常。

（5）治疗完毕，取下雾化器，为病人更换为持续低流量鼻导管吸氧，氧气流量为

2 L/min。

（6）清理用物，协助病人清理口腔。将储药罐、吸入管口、面罩冲洗干净，放入清洁储物袋内保存备用。

疗效评价

治疗前，病人听诊肺部啰音深重，胸部 X 线检查提示双肺纹理明显增粗，痰液极黏稠，呈黄色伴少量血丝状痰，不易咳出，每次吸痰量 10 ~ 15 ml，每日总量 100 ml 以上。治疗后，病人每次吸痰量降至 5 ~ 10 ml，每日总量可控制在 50 ~ 80 ml，色淡黄，质稀薄，听诊肺部啰音减少，体温降至 38℃以下，胸部 CT 检查示双肺纹理增粗较前减轻，详见表 4-7。

疗效为有效，疗效观察评价标准见表 4-8。

表 4-7　治疗前、治疗后对比

	痰量 / 次（ml）	痰量 / 天（ml）	痰色	痰液黏稠度	肺部啰音	体温(℃)	肺纹理
治疗前	10 ~ 15	100 ~ 120	黄色	Ⅲ度	深重	38.5	增粗
治疗后	10 ~ 15	50 ~ 80	淡黄	Ⅱ度	减轻	< 38	减轻

表 4-8　疗效观察评价标准

结果	内涵
显效	痰量减少或者基本无痰，肺部啰音消失，体温、胸片示正常
有效	痰量中等，色白较稀薄、肺部啰音减少；体温、胸片正常
无效	痰量多，肺部啰音听诊明显，体温高于 38℃，血常规和胸片都显示异常

【体会】

近年来，随着我国人口老龄化的加剧，缺血性脑卒中发病率逐年上升，该病致残率、致死率均较高，严重威胁病人生命安全。脑卒中相关并发症为导致病人死亡的重要原因，可直接影响病人预后。肺部感染为脑卒中常见的并发症，也是造成脑卒中病人死亡的重要原因之一，占脑卒中病人病死率的 10.25%。日常治疗肺部感染需使用抗生素及化痰药物，但是长期使用抗生素，会产生过敏反应、毒性反应、二重感染等不良反应，且治疗费用高，会给病人增加经济压力。护理方面，病人痰液黏稠、痰量大，致使吸痰频率增加、难度加大。频繁吸痰，不仅会增加护士的临床护理工作压力，增加病人的痛苦，而且会加重病情，甚至诱发呼吸衰竭等并发症。

采用中药氧气雾化吸入技术治疗脑卒中并发肺部感染有较好的疗效，同时可发挥中医药护理特色，提升脑卒中护理质量，其优势主要体现在以下几方面。

（1）可将药液雾化后直接送达呼吸道患病部位，甚至可到达下呼吸道深部。

（2）可增加呼吸道黏液分泌而稀释黏痰，使痰液容易咯出。

（3）可改善中风病人脑部缺血缺氧状态，促进疾病的恢复。

（4）用药量少，属于纯中药制剂，未见其对呼吸道的刺激和损伤。

（5）脑卒中病人发病之后，胃肠功能下降，不利于口服药物的吸收，而中药氧气雾化吸入药物易吸收，且不良反应少。

痰热清注射液是国家检测并批准上市的第一种中药注射液，其主要中药成分包括黄芩、连翘、金银花、山羊角以及熊胆粉。黄芩是痰热清注射液的主要成分，味苦，性寒，其功效主要是清热解毒、祛湿泻火；连翘味苦，性微寒，具有清热宣透的功效；金银花味甘，性寒，具有清热、宣肺、解毒的功效；山羊角味苦咸，性寒，能够化痰解毒、平肝熄风；熊胆粉味苦，性寒，具有清热解毒、熄风止症的功效。这几种药材在此中药配方中共奏清热解毒、化痰止咳、平肝宣肺等重要疗效。

我院在常规护理的基础上，加用痰热清注射液氧气雾化吸入治疗，使药物以吸入的氧气为载体，通过弥散作用进入肺循环，迅速发挥药效作用，收到了良好的效果，减少了抗生素药物的使用量及使用时间。在以后的工作中，可以增加样本量，进一步验证其临床效果，增加研究的可靠性。该技术操作方便、安全，是具有中医特色的护理方法，值得在临床推广应用。

典型病例 8　急性脑梗死后口腔异味

中药口腔护理技术

病人，女，80 岁。

病人 3 天前无明显诱因出现右侧肢体活动不利，饮水呛咳。于我院门诊治疗，考虑"急性脑梗死"，为求进一步系统诊疗，于 2021 年 10 月 10 日收入我院。病人既往体健，否认药物及食物过敏史，否认病毒性肝炎、结核等传染病史，否认外伤、中毒史、其他手术史及输血史。

查体：病人神志清楚，精神差，右侧肢体活动不利，饮水呛咳，吞咽困难。双侧软腭抬举对称，活动度好，悬雍垂居中，咽反射正常，伸舌居中，无舌肌萎缩及肌纤维颤动，舌苔黄厚腻，口气臭秽。体温 36.5℃，心率 76 次 / 分，呼吸 20 次 / 分，血压

150/70 mmHg。

辅助检查：颈动脉超声提示双侧颈动脉内中膜增厚伴斑块形成；双下肢动静脉超声提示双下肢动脉硬化伴斑块形成；CT 提示多发腔隙性脑梗死；实验室检查示活化部分凝血活酶时间为 23.7 秒，纤维蛋白原含量 1.82 g/L。

中医诊断：中风病（痰热腑实证）。

西医诊断：急性脑梗死。

护理评估

1. 舌苔指数评估

基于 Kojima 提出的评分标准，舌苔指数分为 5 级：

0 级　无舌苔

1 级　薄舌苔占舌背总面积＜ 1/3

2 级　薄舌苔占舌背总面积＜ 1/3 ～ 2/3 或厚舌苔占 1/3

3 级　薄舌苔占舌背总面积＞ 2/3 或厚舌苔占 1/3 ～ 2/3

4 级　厚舌苔占舌背总面积＞ 2/3

本病人舌苔指数评估为 3 级。

2. 口腔气味症状评估

采用 0 ～ 5 分评分法，对气味进行等级量化：

0 级　无异味

1 级　几乎没有明显的气味

2 级　有轻微的气味

3 级　气味中等

4 级　有强烈的气味

5 级　有极强的气味，难以忍受

等级分数越高，表示臭味越强烈。本病人口腔气味评估为 4 级。

护理方案

1. 常规护理

鼓励病人多饮水，建议每天饮水量在 1500 ml 以上，饮食以粗纤维为主，多吃新鲜蔬菜水果，可进食白萝卜、蜂蜜汁等清热、润肠、通便之品，戒烟酒，禁食刺激性的食物，如甜食、豆制品、圆葱等。饮食清淡，宜定时定量，要做到每餐食量适度，每日三餐定时，避免过饥或过饱。

2. 中医特色护理

针对病人舌苔黄厚腻、口气臭秽，运用中药口腔护理液（颗粒剂）对病人进行口腔护理。将中药颗粒剂溶于 20 ml 生理盐水，将配置好的中药口腔护理液浸湿 16 个棉球，棉球以拿起不滴液体为宜，用棉球擦拭病人口腔，早晚各 1 次，1 日 2 次，14 天为 1 个疗程。

具体操作如下。

（1）根据病人病情备齐用物，携至病人处，向病人家属解释说明。

（2）协助病人取侧卧位或仰卧位（头偏向一侧），面向护士，治疗巾铺于病人颌下，弯盘放病人口角旁。

（3）先用中药棉球湿润病人嘴唇，再用压舌板轻轻撑开颊部，观察口腔内黏膜、舌、咽等部位的情况，辅助病人咬合上下牙齿，用镊子或止血钳夹取浸湿的棉球，由内向外，纵向擦洗磨牙至门齿，同法擦洗对侧，嘱病人张口，依次擦洗牙的上内侧面、上咬合面、下内侧面、下咬合面，然后弧形擦洗颊部，同法擦洗对侧。最后请病人伸舌，由内向外弧形擦洗硬腭。

注意事项：操作前后要清点棉球数量，擦拭时要用镊子或止血钳夹紧棉球，每次夹 1 个，防止棉球遗留在口腔内。病人如有义齿，应执行义齿的护理方法。棉球不可过湿，以防病人发生误吸。

中药口腔护理液处方：金银花 10 g，薄荷 10 g，菊花 10 g，土茯苓 10 g，淡竹叶 10 g，佩兰 10 g，半边莲 10 g。该方有清热解毒，疏散风热之功效。

疗效评价

治疗前，病人舌苔评估为 3 级；经过 7 天的治疗，病人的舌苔评估由 3 级降至 1 级，效果显著。

治疗前，病人口腔气味分级为 4 级；经过 7 天的治疗，病人口腔气味由 4 级降至 1 级，效果显著。

疗效评价见表 4-9。

表 4-9 疗效评价

时间	舌苔分级	口腔气味分级	效果评价
治疗前	3	4	/
第 1 天	3	4	效果不明显
第 5 天	2	3	稍有效果
第 7 天	1	1	效果明显
1 个疗程后	0	0	效果显著

【体会】

急性脑梗死在中医学中属于"中风"的范畴，脑梗死急性期主要是邪气作祟，其主要诱因是内生毒邪如痰邪、热邪等。王永炎院士结合多年的临床经验进行分析和总结，发现痰热腑实证是急性脑梗死的常见证型，认为"气机逆乱、痰热内蕴、腑实不通、浊毒损伤脑络"为急性脑梗死的主要病机，提出在急性期应"急则治其标"，并结合"痰瘀同源""痰瘀互患"理论，确立了"化痰清热、活血祛瘀、通腑泻下"的治疗原则。我院自制的中药口腔护理液（颗粒剂）主要成分包括金银花、薄荷、菊花、土茯苓、淡竹叶、佩兰、半边莲。其中，金银花味甘性寒，能清热解毒、疏散风热，现代药理学研究表明，金银花的主要成分有挥发油类、黄酮类、三萜类及有机酸等，均具有抑菌、抗病毒、解热抗炎等作用。绿原酸是金银花抗菌的主要有效成分，对金黄色葡萄球菌、溶血性链球菌、肺炎杆菌、霍乱杆菌、伤寒杆菌、副伤寒杆菌等均有一定的抑制作用，对肺炎球菌、脑膜炎双球菌、铜绿假单胞菌、结核杆菌亦有效。薄荷味辛，能散、能行，归肺、肝经，性凉，可疏肝行气、利咽透疹、清热、发散等。菊花性甘，味苦，性微寒，归肺、肝经，可散风、平肝明目、清热解毒。菊花提取物可破坏细菌的细胞膜从而改变细菌内部的渗透压，破坏细菌生长，从而起到抑菌的作用。土茯苓具清热利湿解毒、祛风利关节等功效，多配伍运用，临床应用广泛。淡竹叶有清热泻火、除烦止渴、利尿通淋之功效。佩兰味辛，性平，归脾、胃、肺经，具有芳香化湿、醒脾开胃、发表解暑等功效。诸药合用，共奏清热泻火、利湿解毒、抗炎抑菌之功。

由此病例可见，中药口腔护理技术可以明显减轻病人舌苔厚腻、口气臭秽等症状，且可增加病人的舒适度。此技术操作简便，价格低廉，病人体验良好，值得在临床推广应用。

典型病例 9　多脏器功能障碍综合征口腔破溃
中药口腔护理技术

病人，女，67 岁。

病人 7 天前无明显诱因出现胸闷喘憋，口干，不能平卧，夜间尤甚，乏力，饮水或进食后少量呛咳，无头晕头痛，排尿困难，无胸痛，无肩背放射痛，无咳嗽咳痰，体温最高38.9℃，口服头孢克肟 2 片未见明显缓解。2 天前胸闷喘憋加重，考虑"慢性心力衰竭急性加重、肺部感染"，于 2019 年 11 月 14 日收入 EICU。既往史：①高血压病病史 20 余年，血压最高 220/80 mmHg，规律服用苯磺酸氨氯地平每次 5 mg，每日 2 次，血压控制良好；②2 型糖尿病病史 5 年余，平素口服盐酸二甲双胍每次 0.5 g，每日 3 次，血糖控制良好；③脑梗死病史 11 年余，遗留右侧肢体活动不利，言语不利，饮水呛咳；④高尿酸血症；⑤胆囊结石；⑥右肾囊肿，慢性肾功能不全；⑦心衰病史半年余，平素口服利尿剂螺内酯片 20mg/ 次，1日 1 次。否认药物及食物过敏史，否认病毒性肝炎、结核等传染病史，否认外伤史、中毒史、其他手术史及输血史。

查体：病人神志清楚，精神差，喘憋不可平卧，无胸痛，无咳嗽咳痰，体温 37.9℃，心率 116 次 / 分，呼吸 36 次 / 分，血压 134/82 mmHg。

辅助检查：心脏超声提示主动脉硬化，左心大、二尖瓣关闭不全，右心大、三尖瓣关闭不全，肺动脉压增高，心功能低下，EF（左心射血分数）27%；腹部超声提示肝静脉增宽、双肾弥散性损害、右肾囊肿；胸片提示两肺感染；实验室检查示白细胞计数 8.56×10^9/L，C 反应蛋白 49.9 mg/L，血红蛋白 104 g/L，红细胞比积 30.5%，脑钠肽 > 35000 pg/ml。

中医诊断：心衰病（气虚血瘀水停证）。

西医诊断：①慢性心力衰竭急性加重；②肺部感染；③慢性肾功能不全急性加重；④肝功能不全；⑤多脏器功能障碍综合征。

护理评估

1. 发热评估

发热按程度分类：

低热　37.4 ~ 38℃

中度发热　38.1 ~ 39℃

高热　39.1 ~ 41℃

超高热　41℃以上

本病人发热程度评估为中度发热。

2. 舌苔指数评估

基于 Kojima 提出的评分标准，本病人舌苔指数评估为 2 级。

3. 口腔气味症状评估

采用 0 ~ 5 分评分法，本病人口腔气味评估为 3 级。

护理方案

病人入院第 4 天突发病情变化，给予无创呼吸机辅助呼吸，无创通气过程中发现病人口腔破溃，改用不同口腔护理溶液对病人进行口腔护理后病人口腔情况好转。具体口腔护理情况如下。

第 1 ~ 3 天：生理盐水口腔护理。使用 0.9% 生理盐水给予病人口腔护理，2 次 / 日，持续 3 日。

第 4 ~ 6 天：复方氯己定含漱液口腔护理。使用复方氯己定含漱液给予病人口腔护理，2 次 / 日，持续 3 日。

第 7 ~ 20 天：中药口腔护理液口腔护理。使用中药口腔护理液药方给予病人口腔护理，2 次 / 日，持续至病人出院。

中药口腔护理液处方：金银花 10 g，半枝莲 10 g，薄荷 5 g，土茯苓 10 g，淡竹叶 10 g，菊花 10 g，佩兰 10 g，甘草 10 g。该方有清热解毒、防止口腔菌群易位等作用。

疗效评价

主要通过病人体温、口腔黏膜、气味及舌苔情况对三种口腔护理方式进行评价。

生理盐水口腔护理：病人体温 37.9 ~ 38.2℃，口腔黏膜干燥破溃，口腔内气味未去除，苔白干燥，效果不显著。

复方氯己定含漱液口腔护理：病人体温 37.5 ~ 38℃，护理后 2 ~ 3 小时口腔黏膜出现干燥破溃，口腔有异味，有一定的抑菌效果但价格较高。

中药口腔护理溶液口腔护理：病人体温 36.6 ~ 37.2℃，口腔黏膜干燥破溃缓解，口腔无异味，舌苔薄润，效果显著且价廉。

【体会】

从中医学角度来看，口腔情况异常同心、脾、胃有着密切的关系。心脾蕴热，脾胃湿热，蕴而不化，熏蒸于口舌，即出现口苦、口臭、口腔黏膜破溃与舌苔滑腻、黄腻等情况，病人往往食不知味，加之湿为阴邪，湿性黏滞、秽浊，导致病情久治不愈，病人苦不堪言。重病、久病之人多机体抵抗力降低，唾液分泌减少，口腔自洁作用减弱，加之使用大量抗生素及机械通气，极易发生菌群失调，导致口腔破溃。EICU 病人的口腔并发症多分为 4 型：阴虚火旺型、阴虚浮火型、肺胃邪热型、心脾积热型。本病例中病人口腔并发症以阴虚火旺为主。对于 EICU 病人的口腔并发症，目前临床多采用生理盐水或西药制剂进行口腔护理，从而达到清洁口腔、抑菌的效果。但西药制剂容易产生耐药，且药效不稳定，而中医护理主张辨证施护，即根据证型采取对应的护理措施，循证护理。针对性更强，不良反应更少，安全性更高。

本病例中的中药口腔护理液药方是由金银花、半枝莲、薄荷、土茯苓、淡竹叶、菊花、佩兰、甘草组成，其中金银花清热解毒、消痈散结；半枝莲利水消肿、散瘀止血；菊花解热、抗菌、抗病毒；淡竹叶泻心火、清热除烦；土茯苓消肿止痛；佩兰芳香化湿、醒脾开胃、发表解暑；薄荷清嗓利咽；甘草有止咳润肺、减轻咽喉肿痛、解毒、补气之功效，且现代药理学研究发现，甘草还具有较为显著的抗炎效果。诸药合用，具有清利头目、除烦解渴、清热解毒以及利咽生津等功效，且整体口感清凉，无异味，抑菌效果明显，既可改善口腔环境，又容易被病人接受。以该中药口腔护理液进行口腔护理，减少了病人肺部感染的发生，达到了良好的口腔护理效果。

在重症护理中，根据病人的病情，总结提炼出中医证候，通过中医辨证选择口腔护理液，充分体现了中医辨证施治的思维。危重病人常常出现各种口腔问题，不仅造成病人本身疾病康复不佳，还可导致全身系统性疾病。中药口腔护理效果显著，安全性好，价格低廉，不仅能提高病人治疗的满意度，促进护患关系和谐，还为重症口腔护理提供了新的选择。

典型病例 10　慢性肾衰腰痛

穴位贴敷技术

病人，男，65 岁。

2021 年 10 月 11 日，病人以"夜尿增多伴泡沫尿 6 个月余"为主诉入院。6 个月来尿量为 3500 ～ 5000 ml/d，无恶心呕吐、头晕头痛、心悸胸闷、意识障碍、浮肿、呼吸困难等，体检发现肾功能不全，血肌酐 200 μmol/L 以上，曾就诊于其他医院，行肾活检，诊断为"IgA 肾病"，治疗后症状反复。1 周前在其他医院住院治疗，诊断为"IgA 肾病，慢性肾功能不全，肾性高血压病，高尿酸血症"，给予保肾、免疫抑制、抗炎治疗，尿蛋白降低、血压控制、症状减轻后出院。今为进一步诊治，来我院就诊，门诊以"肾功能不全，IgA 肾病"收住我院。病人既往有高脂血症、高血压病病史多年，最高血压为 160/100 mmHg。

查体：病人神志清楚，精神差，对答切题，步行入院。体温 36.2℃、脉搏 78 次 / 分、呼吸 20 次 / 分、血压 120/70 mmHg。

辅助检查：血红蛋白 119 g/L，尿红细胞 83/HP，尿素氮 8.3 mmol/L，血肌酐 141 μmol/L，尿酸 567 μmol/L，甘油三酯 7.11 mmol/L，高密度脂蛋白 0.69 mmol/L，低密度脂蛋白 3.52 mmol/ L。

中医诊断：慢性肾衰（脾肾阳虚证）。

西医诊断：慢性肾脏病 4 期。

护理评估

1. 心理状况评估

在疾病的影响下，病人易有焦虑、烦躁、恐惧等不良情绪出现，严重时可能无法有效配合医护人员，且在心理压力与经济压力的双重影响下，病人极易担忧自身将沉重负担带给家庭，进而对临床治疗与护理工作造成不良影响。

2. 自理能力评估

使用日常生活能力评定量表（Activity of Daily Living,ADL）进行自理能力评估。ADL 为用于评定个体的日常生活能力的他评量表，由躯体生活自理量表和工具性日常生活活动量表组成，包含进食、洗澡、修饰、穿衣、控制大便、控制小便、如厕、床椅转移、平地行走、上下楼梯等十个方面，每个条目 10 分，总分 100 分。该病人评分为 55 分，生活需要帮助。

3. 腰痛评估

采用视觉模拟评分法（VAS）评估。该病人 VAS 评分为 7 分，属于重度疼痛。

护理方案

1. 常规护理

（1）病情观察。该病人被确诊为慢性肾脏病合并腰酸腰痛，护理人员应该第一时间让其吸氧，对其进行心电监护，密切观察其心率、血氧饱和度、血压等变化进行持续监测、观察。

将各种抢救药品与物品备齐，在床旁放置吸痰器、除颤仪等抢救仪器，并处于应急状态，第一时间向医师汇报发现的各种异常情况并及时处理，从而有效避免病人病情进一步加重。

（2）心理护理。由于病情危重，故该例病人极易有恐惧死亡的心理出现，同时，由于治疗费用昂贵，病人及其家属的思想负担可能会进一步加重。基于此，护理人员应该积极和病人建立起良好的护患关系，关心病人，在护理病人的过程中保持高度的责任心，帮助病人在面对疾病时保持正确的态度，保持良好的心理状态，主动向病人说明疾病的可治性与配合治疗的重要性，解除病人及其家属的恐惧心理，帮助病人树立战胜疾病的信心，使病人及其家属有充足的信赖感、安全感，为病人身体早日康复提供有利条件。

（3）饮食护理。给病人制定可以进食、限制进食的食物清单，对病人进行指导，使其合理饮食，低盐饮食，严格避免进食杨桃等含肾毒素的食物。同时，严格监督病人避免进食零食、腌制品等具有较高钠含量的食物。

2. 中医特色护理

针对病人的情况，给予中医特色穴位贴敷治疗。

将操作目的及相关注意事项解释给病人，对病人贴敷部位皮肤的完好性进行观察，询问病人对中药、胶布等有无过敏史，帮助病人取合适体位，充分暴露皮肤，用温水清洁贴敷部位皮肤，对病人隐私部位进行保护，做好保暖工作。将药膏贴敷于病人双侧肾俞穴（第2腰椎棘突旁开1.5寸处）、三阴交穴（小腿内侧，当足内踝尖上3寸，胫骨内侧缘后方）、足三里穴（小腿的前外侧，胫骨与腓骨之间，犊鼻穴下方3寸），每次贴敷4～6小时，贴敷期间禁食生冷、煎炸油腻、辛辣食物及发物，贴敷局部皮肤出现灼热、红润，表明药物已渗透入经穴，气达病所。结束贴敷后，对于残留在皮肤的药膏，可用温水或植物油轻轻擦洗清除，勿用肥皂等有刺激性的物品擦洗。若贴敷时间过长，出现水泡或皮损，应避免抓挠，保护好创面，避免感染。1周为1个疗程，共治疗2个疗程。

中药穴位贴敷处方：大黄6 g，山茱萸15 g，牡丹皮10 g，桂枝10 g，山药15 g，茯苓15 g，泽泻15 g，制附子15 g。

疗效评价

治疗后，病人症状减轻，ADL评分从治疗前的55分升至90分，VAS评分从7分减至3分。疗效评价见表4-10。

表 4-10 疗效评价

量化评估项目	治疗前	治疗后
ADL 评分	55 分	90 分
VAS 评分	7 分	3 分

【体会】

腰酸腰痛是慢性肾脏病病人的主要临床表现之一。中医认为，肾精亏损（即肾虚）是慢性肾脏病病人腰酸腰痛的主要诱发因素。中西医采用了很多方法治疗慢性肾脏病腰酸腰痛，但是这些方法对病人的内分泌、呼吸等系统可能有副作用，且物理疗法需要使用设备，会增加病人的经济负担。

本病例中的穴位贴敷方为经验方，药方中之大黄，始载于《神农本草经》，具"主下瘀血血闭，寒热，破癥瘕积聚，留饮宿食，荡涤肠胃，推陈致新，通利水谷，调中化食，安和五脏"等多种功效；山茱萸、茯苓具有滋补肾阴之功效；山药具健脾补气之功效；桂枝、制附子有温补肾阳的作用；牡丹皮可抑制桂枝和制附子的燥热之性；泽泻具有利水渗湿的功效。

实施穴位贴敷治疗及护理能够在极大程度上改善病人的腰酸腰痛，从而使病人保持良好的心理状态，积极配合其他对症治疗与护理，保护残存肾脏功能，延缓尿毒症的发生，将病人的痛苦降到最低，使更多慢性肾脏病病人受益。

有多项研究表明，穴位贴敷及护理能够有效改善慢性肾脏病腰酸腰痛症状，提升治疗效果。本病例的结果和上述研究结果一致。穴位贴敷方法简单，价格低廉，疗效好，在其他疾病的治疗中也可使用，值得在临床推广。

典型病例 11 颈椎病

穴位贴敷技术

病人，女，60 岁。

2021 年 6 月 25 日，病人于北京中医药大学东方医院经开院区骨科门诊就诊，主诉"颈部不适伴左侧肩背痛 1 个月，加重 1 周"。病人 1 个月前因伏案工作劳累出现颈部疼痛不适伴左侧肩背痛，自诉休息后症状可稍有缓解，但外用膏药后症状无缓解，近一周因伏案工作劳累，出现左侧肩背痛加重，影响正常工作，遂于我院就诊。病人既往体健，否认药物及食物过敏史，否认病毒性肝炎、结核等传染病史，否认外伤史、中毒史、其他手术史及输血史。

查体：病人神志清楚，精神差，颈部疼痛伴左肩背痛，精细动作无异常，无胸部束带感，行走无踏棉感，饮食可，二便调，睡眠差，舌淡，苔薄白，脉弦紧。

辅助检查：臂丛神经牵拉试验（＋），颈椎 MRI 示第 3 ~ 7 颈椎椎间盘膨出并突出，以第 5 ~ 7 颈椎为甚，向后压迫硬膜囊。

中医诊断：项痹（气血亏虚证）。

西医诊断：神经根型颈椎病。

护理评估

疼痛评估

采用视觉模拟评分法（VAS）评估。

此病人 VAS 评分为 7 分，为重度疼痛。

护理方案

针对病人颈部疼痛不适，给予中医特色护理技术，取大椎、天柱、肩井、风池、颈夹脊穴及阿是穴进行穴位贴敷治疗。

具体操作如下。

（1）选穴。由于压迫神经节段不一，神经根型颈椎病的疼痛部位也有所不同。本病例中选取大椎、天柱、肩井、风池、颈夹脊穴及阿是穴等。大椎穴：位于第 7 颈椎棘突下凹陷处，从经络上讲是"诸阳之会"，是手足三阳经和督脉交会之处，功能是振奋阳气、疏经通督，可上通头顶，下至腰脊，前达胸臆，横行手臂，有逐瘀通痹之效。天柱穴：位于后发际正中旁开 1.3 寸处，属足太阳膀胱经，主治颈项疾病，可以起到祛风解表、舒筋活络的作用。肩井穴：位于肩上大椎穴与肩峰连线的中点，属足少阳胆经，主治肩背痹痛、臂不举等疾病。风池穴：位于项部，当枕骨之下，与风府穴相平，属足少阳胆经，具有祛风散寒、宜通阳气的作用。颈夹脊穴：位于颈部肌肉上，且处于督脉两侧，因解剖位置特殊，故刺激其既能激发局部经气，又能激发督脉阳气，通过调动诸气而缓解肌肉紧张，活血化瘀，起到疏通经络的作用。阿是穴：连通经络系统与脏腑组织，是治疗疾病的最佳刺激点。

（2）贴敷方法。病人取坐位，头稍向前倾，取上述穴位并以拇指指腹依次按揉 2 ~ 3 分钟，力量以病人耐受为宜，按揉后使用 75% 酒精消毒贴敷部位（酒精过敏者可用生理盐水代替酒精）。将穴位贴敷中药处方颗粒用生姜汁调为黏稠膏状，将调制的药膏贴敷于穴位上，每日 1 次，每次 4 ~ 6 小时。贴敷后嘱病人注意贴敷部位皮肤，若出现瘙痒，要及时取下敷贴；若皮肤如出现红肿、丘疹、水泡，应暂停治疗 3 ~ 5 天，待皮肤恢复再继续治疗。

（3）穴位贴敷中药处方。赤芍 10 g，当归 15 g，黄柏 10 g，延胡索 15 g，全蝎 6 g，乳香 10 g，没药 10 g，红花 10 g，大黄 10 g，姜黄 10 g，鳖甲 10 g，赤小豆 15 g，续断 15 g，葛根 10 g，生地黄 10 g，天花粉 10 g。该方有行气止痛、消肿生肌等功效。

（4）健康宣教。指导病人合理用枕，选择高度与硬度合适的枕头，保持良好睡眠体位，正确的睡眠体位类似人体站立时的姿势，脊柱的颈段、胸段和腰骶部都处于正常的弯曲状态；避免长时间低头、长时间伏案工作时，应 2 小时左右做一次颈项部的功能活动。

疗效评价

主要通过视觉模拟评分法（VAS）对疼痛情况进行评价。穴位贴敷治疗 7 次后，病人 VAS 评分由 7 分降至 1 分。

疗效评价见表 4-11。

表 4-11　疗效评价

时间	VAS 评分
治疗前	7 分
治疗 2 次后	5 分
治疗 4 次后	3 分
治疗 7 次后	1 分

【体会】

中医认为，感受外邪、劳损外伤等因素可使颈部经络气血运行受阻，继而出现颈部疼痛；机体正气不足，如肝气不足、气血亏虚等不能养益脑窍，也会出现头痛、眩晕、耳鸣、耳聋等症状；经络受阻可导致上肢疼痛麻木等症状。颈椎病分为 4 型：神经根型、脊髓型、交感型、椎动脉型。本病例中病人所患乃神经根型颈椎病。

本病例中的穴位贴敷中药处方由赤芍、当归、黄柏、延胡索、全蝎、乳香、没药、红花、大黄、姜黄、鳖甲、赤小豆、续断、葛根、生地黄、天花粉组成。方中赤芍、当归、红花为主药，共奏活血止痛之功，赤芍兼能凉血、散瘀；延胡索、乳香、没药为臣药，行气止痛，延胡索行气滞血瘀诸痛，乳香、没药活血定痛、消肿生肌；佐以黄柏、大黄、鳖甲、葛根、天花粉、生地黄、赤小豆，或清泻或滋阴或解肌或凉血，缓解急性疼痛；佐以全蝎、续断、姜黄熄风镇痉、祛风止痛。穴位贴敷疗法操作简单方便、效果显著、不良反应少、费用低、安全性高，容易被病人接受。

穴位贴敷法将药物直接外敷在相关的经络腧穴之上，使药物的有效成分通过皮肤黏膜渗入体内，起到疏通经络、调理脏腑、扶正祛邪的作用。穴位贴敷对血液循环有很好的促进作用，可使颈部肌肉痉挛得到有效的控制，缓解神经根受到的压迫和刺激，具有消炎、解痉、止痛的效果。

综上所述，在神经根型颈椎病的治疗中，穴位贴敷疗法可有效改善病人的疼痛症状，值得在临床上推广应用。

典型病例 12　妇科开腹术后胃肠功能紊乱

中药热罨包技术

病人，女，43 岁。

2021 年 10 月 25 日，病人以"发现盆腔肿物 5 年，月经量多伴痛经 2 年"为主诉被收治入院，既往曾行宫颈锥切术及剖宫产术。1 个月前病人行 B 超检查，结果提示子宫腺肌症合并腺肌瘤形成（子宫 9.5 cm×8.2 cm×8.7 cm，腺肌瘤最大者位于子宫前壁，大小为 4.1 cm×5.4cm×4.7 cm）。否认食物药物过敏史。病人于 10 月 27 日在全麻下行"经腹全子宫切除术 + 双侧输卵管切除术 + 经腹腔镜盆腹腔粘连松解术"。术后第 1 天主诉：腹部切口处疼痛明显，腹胀难忍伴嗳气，现未排气。

查体：病人神志清楚，腹部切口处疼痛明显，腹胀难忍，伴嗳气，现未排气。舌淡暗，苔薄白，脉沉细，纳眠可，二便调。体温 37℃，心率 100 次 / 分，呼吸 26 次 / 分，血压 110/60 mmHg。

中医诊断：积病（气虚血瘀证）。

西医诊断：子宫腺肌症合并腺肌瘤术后。

护理评估

1. 腹胀症状评估

腹胀症状评估标准：

无腹胀　病人无腹胀感

轻度腹胀　病人有轻微腹胀，可感到有气体在腹内移动

中度腹胀　病人腹部膨隆，切口胀痛，但能忍受

重度腹胀　病人腹部膨隆，切口胀痛，烦躁不安，呻吟，甚至出现呼吸困难

本病例病人腹部切口疼痛明显，腹胀难忍伴嗳气，属于重度腹胀。

2. 疼痛症状评估

采用数字分级法（NRS）对病人疼痛程度进行评估。

本病例病人现未排气，腹部切口疼痛明显，疼痛为 4 分，属中度疼痛。

3. 跌倒风险评估

采用 Morse 评估量表评估。评估内容及分值：①跌倒史（无 = 0 分，有 = 25 分）；②超过 1 个医学诊断（无 = 0 分，有 = 15 分）；③使用行走辅助用具（卧床休息、活动由护士照顾或不需要使用行走辅助用具 = 0 分，使用拐杖、手杖、助行器 = 15 分，扶靠家具行走 = 30 分）；④静脉输液或使用特殊药物（无 = 0 分，有 = 20 分）；⑤步态（正常或卧床休息不能活动 = 0 分，双下肢软弱乏力 = 10 分，残疾或功能障碍 = 20 分）；⑥认知状态（量力而行 = 0 分，高估自己或忘记自己受限制 = 15 分）。总分 125 分，得分越高表示跌倒风险越大。

本例病人 Morse 评估分值为 45 分，跌倒风险较大。

护理方案

1. 常规护理

（1）饮食护理。开腹术后病人往往机体虚弱，脾失健运，胃失受纳，故手术当天禁食水；术后第 1 天早上全流质饮食，戒含糖类食物及高蛋白食物如牛奶、豆浆等，因为这些食物易产气，会导致腹胀；经肛门排气后，半流质饮食，进食易消化食物，如小米粥、蛋羹等；排便后普通饮食，不宜吃油腻、难消化类食物，如红烧肉、牛肉等，这些食物容易增加肠道负担。

（2）生活护理。手术当天指导病人在床上做深呼吸运动和四肢屈伸运动；术后第 1 天请病人坐起，并在搀扶下离床走动，逐渐增加活动量，坚持全身锻炼，增强免疫功能。不要随意揭开覆盖伤口的纱布，也不要用手触摸或用水清洗伤口，严格保持伤口干燥。如病人自己不小心弄湿或污染了纱布，应通知医护人员给予更换，以防切口感染化脓。恢复期间保持心情舒畅、愉悦。

2. 中医特色护理

针对病人腹部切口处疼痛明显、腹胀难忍伴嗳气的症状，运用中药热罨包热敷中脘对病人进行中医治疗，连续治疗 3 天。中药热罨包技术是将加热好的中药药包置于身体的患

处或身体某一特定位置（如穴位），通过热罨包的蒸气使局部毛细血管扩张、血液循环加速，利用其温热以温经通络、活血化瘀、驱寒除湿的一种外治方法。

具体操作：将加热至 50 ～ 70℃的中药热罨包用干毛巾包裹，选取辰时或巳时敷于病人中脘，并为病人做好保暖，治疗时间 20 ～ 30 分钟，1 日 1 次，3 天为一个疗程。

注意事项：热罨包温度不宜超过 70℃，用于年老者时不宜超过 50℃；用药时间每次间隔 5 小时以上；治疗后嘱病人注意避风保暖，不可过度疲劳，饮食宜清淡；嘱病人勿剧烈活动；结束后擦干局部皮肤，嘱病人半小时内不要用冷水洗手或洗澡；热敷后嘱病人要喝较平常多量的温开水，以助于排出体内毒素，不可喝冷水或冰水。

中药热罨包处方：艾叶 10 g，延胡索 10 g，白术 15 g，吴茱萸 50 g，粗盐 100 g。该方有温经通络、活血化瘀、驱寒除湿之功效。

疗效评价

主要通过病人腹胀、疼痛、跌倒风险对疗效进行评价。

治疗前，病人的腹胀症状评估为重度腹胀；治疗 3 天后，腹胀由原来的重度腹胀减轻至轻度腹胀；治疗 7 天后，无腹胀，效果显著。

治疗前，病人疼痛症状 NRS 评分为 4 分，属中度疼痛；治疗 3 天后，NRS 评分从 4 分降至 1 分，属轻度疼痛；治疗 7 天后，NRS 评分降至 0 分，无疼痛，效果显著。

治疗前，病人跌倒风险 Morse 评分为 45 分；治疗 3 天后，Morse 评分从 45 分改善至 15 分；治疗 7 天后，Morse 评分保持在 15 分，整体效果显著。

疗效评价见表 4-12。

表 4-12　疗效评价

评估项目	治疗前	治疗第 3 天	治疗第 7 天
腹胀情况	重度腹胀	轻度腹胀	无腹胀
NRS 评分	4 分	1 分	0 分
Morse 评分	45 分	15 分	15 分

【体会】

中医认为，胃肠功能紊乱属"脾胃不和""脾胃虚弱"范畴，手术操作会对血脉产生创伤，出现瘀血，进而气机失调，气血瘀滞，运行不畅，导致脾胃功能障碍。临床调查表明，开腹手术后胃肠不适的发生率为 35%，而胃肠功能的恢复时间为 48 ～ 72 小时，加快开腹手术后病人胃肠功能的恢复非常有必要。恢复胃肠道功能的方法比较多，包括西医治疗、中医治疗、康复锻炼等，效果存在差异。常规西医治疗主要使用胃肠动力恢复药物、维生素等，需配合术后早期康复锻炼，所需时间较长，效果不甚理想，且西药对并发症的预防效果较差，会增加病人的心理和生理负担。中医治疗在胃肠功能恢复方面更具优势。中药热罨包技术建立在中医天人合一的观念上，遵循中医经络理论，遵循不同时间的气血流注规律展开治疗，疗效显著。

《素问·灵兰秘典论》说："脾胃者，仓廪之官，五味出焉。"《素问·厥论》说："脾主为胃行其津液者也。"《素问·玉机真脏论》说："五脏者，皆禀气于胃。胃者，五脏之本也。脏气者，不能自致于手太阴，必因于胃气，乃至于手太阴也。"脾胃相表里，胃经在辰时活跃，脾经在巳时活跃，在辰时或巳时进行治疗，符合经络循行规律，可改善病人脾胃功能，调节其气血运行，促进气机上下沟通，达到调节肠腑、消胀的效果。手术切口多位于脐下正中，所以使用热罨包时，以中脘为主要部位。在热罨包中药方中，吴茱萸散寒止痛、降逆止呕，用于脘腹胀痛；白术燥湿健脾、固表止汗，用于脾虚食少、腹胀泄泻；艾叶温经止血、散寒止痛，用于少腹冷痛、经寒不调；延胡索活血、行气、止痛，用于气血瘀滞诸痛证；粗盐味咸以散结。药物和温热的共同作用，可对腹部皮肤产生刺激，调节毛细血管的张力，改善局部血液循环，利于药物有效成分进入腹腔，增强胃肠部位的蠕动，加快胃肠功能的恢复。热敷穴位产生的刺激作用，能改善局部血运，增强脾胃的运化能力，还能促进手术创伤的修复，改善脏腑气血运行，调节脏腑阴阳。

综上所述，中药热罨包能够在妇科开腹术后病人胃肠功能康复中发挥重要作用，具有治疗优势，能够加快病人的胃肠功能恢复进度，有利于病人整体病情好转，值得推广应用。

典型病例 13　中风后 II 期压疮

中药涂药技术

病人，男，75 岁。

2021 年 10 月 26 日，病人因"右侧肢体活动不利 10 小时"入院，收入脑病二科。入院症见：病人右侧肢体活动不利，抬举受限，持物乏力，右下肢水肿。病人平素倦怠乏力，偶有头晕，口唇紫暗，无胸闷心慌。病人既往史：右侧股骨干骨折，钢钉植入术，术后卧床，2 周前略有辅助行动。否认药物及食物过敏史，否认病毒性肝炎、结核等传染病史，否认外伤史、中毒史、其他手术史及输血史。病人入院时骶尾部可见大小约为 5 cm × 5 cm 的 II 期压疮。

查体：病人神志清楚，精神差，右侧肢体活动不利，周身皮肤无黄染，尾椎骨末端可见大小约 5 cm×5 cm 的皮肤破损，色红，周围略肿胀，无渗液、流脓，双肺叩诊音清，触觉语颤音正常，听诊双肺呼吸音粗，未闻及明显干湿啰音，心律齐，各瓣膜听诊区未闻及明显病理性杂音，腹软，肠鸣音 5 ~ 6 次 / 分，移动性浊音（−），右下肢非凹陷性水肿，左侧肢体肌力 4 级，肌张力略减弱，右上肢肌力 1 级，右下肢肌力 2 级，肌张力减弱，双侧巴宾斯基征（+），其余病理征未引出。纳眠差，入睡困难，大便 2 ~ 3 日一行，舌淡质暗，苔薄白略腻，脉弦涩。体温 36.9℃，心率 72 次 / 分，呼吸 22 次 / 分，血压 132/82 mmHg。

辅助检查：血常规示白细胞计数 $8.56×10^9$/L，C 反应蛋白 49.9 mg/L，血红蛋白 104 g/L，脑钠肽＞35 000 pg/ml，白蛋白 39 g/L，血糖 5.9 mmol/L，凝血功能检查示 D− 二聚体 3.5 mg/L。

中医诊断：中风（气虚血瘀证）。

西医诊断：①急性脑梗死；②右侧股骨干骨折术后。

护理评估

病人巴塞尔指数评分是 40 分，Morse 评分是 75 分。病人骶尾部可见大小约 5 cm×5 cm 的破溃，基底颜色呈红色，周围可见白色肉芽组织，无渗液及脓性分泌物，无味，压疮分期为 Ⅱ 期。Braden 评分通过病人的感知能力、活动能力、移动能力、营养摄取能力、摩擦力及剪切力、皮损潮湿程度等对压疮进行评价，每项最高 4 分，最低 1 分，本病人入院 Braden 评分为 10 分。入院查体，病人生命体征正常，心理社会状况良好，营养状态基本稳定。

护理方案

1. 常规护理

（1）减轻压力、摩擦力。选取合适的支撑面间歇性解除骶尾部受到的压力。选取合适的支撑面能够有效恢复受压部位的血液供应情况，应用自动充气式气垫床，能有效地减轻压力，提高病人的生活质量；建立翻身记录卡，护理人员协助病人翻身，在翻身时应注意动作轻柔，减少并预防对病人皮肤造成损伤。

（2）肛周皮肤护理。保持床单的清洁，避免物理刺激，减少肛周皮肤摩擦。清洁皮肤时，避免使用肥皂或含酒精的清洁用品，擦洗动作要轻柔，避免损伤皮肤。皮肤干燥后可适当使用润肤品，保持皮肤的湿润；易出汗的皮肤皱褶处可使用爽身粉。保持会阴区及肛周皮肤清洁，二便后及时擦洗，必要时给予留置导尿。

（3）心理疏导。积极与病人进行沟通，安慰并疏导，提高病人心理耐受度，消除不良情绪，并对病人及其家属进行有关压疮发生、发展及治疗护理的知识宣教，得到家属的理解和配合，教会家属预防压疮的措施。

2. 中医特色护理

针对病人骶尾部的 II 期压疮，采用中药涂药技术进行皮肤护理。中药涂药法是将外用中药直接涂于患处的一种外治方法，其常用剂型有水剂、酊剂、油剂、膏剂等。患处病情不同，所采用的外用药不同。本病例采用的是将中药酒大黄打粉后调成糊状，涂抹于伤口"护场"周围的方法，该法具有清热解毒、消肿止痛、活血祛瘀的作用。所谓"护场"指在疮疡的正邪交争中正气能够约束邪气，使之不深陷或扩散所形成的局部作肿范围。"护场"为正邪交争之地，涂抹中药后，中药扶正祛邪，促进伤口愈合。

具体操作方法：用粉碎机将中药酒大黄制作成粉，取适量放置于换药盘中，以生理盐水搅拌成糊状，以生理盐水清洗创面，用纱布蘸除表面污迹、残留药物，予碘伏消毒创面，然后根据压疮面积大小，取适量酒大黄糊均匀涂抹于皮损周围红肿之处，厚度为 0.3 cm，每天换药 3 次，保持创面周围药粉略湿润，每天观察皮损及压疮面积变化，做好记录。

中药涂药处方：酒大黄粉，生理盐水。

该方可扶正祛邪，活血化瘀，凉血消肿。

疗效评价

临床疗效根据创面面积变化、压疮 Braden 评分、PUSH 愈合量表进行评价。

创面面积采用测量尺进行测量后计算。

压疮 Braden 评分表根据病人的感知能力、活动能力、移动能力、营养摄取能力、摩擦力及剪切力、皮损潮湿程度等 6 个项目进行综合评分。

PUSH 愈合量表由美国国家压疮咨询委员会（NPUAP）制定，用于检测及衡量 II ~ IV 期压疮的愈合情况，它由压疮面积、渗液量、创面组织类型 3 个项目组成。①压疮面积：面积越大，评分越高。②渗液量：分为大量渗液、中量渗液、少量渗液、无渗液。③创面组织类型：分为闭合、上皮组织、肉芽组织、腐肉和坏死组织。3 个项目得分相加为总得分，分数越高，压疮预后越差。（见表 4-13）

表 4-13 疗效评价

评定日期	治疗前	入院第 3 天	入院第 5 天	入院第 7 天	入院第 9 天
创面面积	5 cm×5 cm	4 cm×3 cm	3 cm×3 cm	1.5 cm×2 cm	无
Braden 评分	10 分	11 分	11 分	15 分	17 分
PUSH 评分	11 分	10 分	9 分	6 分	0 分

【体会】

中医护理的特点及优势就是辨证施护，根据病人的压疮情况运用适宜的中医护理技术，预防压疮的再次发生，降低压疮的发生频率，体现了中医护理"未病先防、既病防变、防治结合"的指导思想。压疮是一种迁延难愈的皮肤破损类疾病，是长期卧床者的常见并发症，中医护理在压疮的预防及治疗中的优势越来越明显。中药涂药在中医辨证施护治疗中具有操作灵活、简单易行、疗效确切、随证变化等优点，既可在压疮发生前外用中药预防压疮发生，又可在压疮发生后辨证选药，促进压疮及早愈合，尤其在"护场"理论的指导下，外敷中药以助力"护场"，提升自身正气对抗邪气，体现了中医整体观念和辨证思维。《药性论》记载大黄"主寒热，消食，炼五脏，通女子经候，利水肿，破痰实、冷热积聚、宿食，利大小肠，贴热毒肿，主小儿寒热时疾，烦热，蚀脓，破留血"，酒制大黄活血通经、止血化瘀之力更强。2005 年版《中华人民共和国药典》记载，大黄含有多种有价值的天然活性成分，包括蒽醌、二苯乙烯和类黄酮。其中，类黄酮具有明显的抗氧化作用；蒽醌具有多种药理作用，可明显降低损伤组织的细胞凋亡和氧化应激产生的伤害。大黄对金黄色葡萄球菌、大肠杆菌、铜绿假单胞菌及伤寒杆菌等均具有抑制作用。作为抗炎药物，大黄中的大黄素能通过抑制 NLRP3 炎性小体，下调 SDF-1 的表达并减少 IL-1β 的分泌，来减少炎性细胞浸润，使炎症反应减轻。

对此病例选用的中药涂药技术，充分体现了中医护理辨证施护的特点。外用酒大黄有两方面的考虑，一方面是大黄经炮制后对症用药更加鲜明，另一方面是酒大黄药理成分更加适合抗炎治疗，可避免感染等其他并发症的发生。该方法的成功应用对于中风后压疮病人的中医护理治疗具有指导意义。

典型病例 14　带状疱疹

中药湿热敷技术

病人，女，65 岁。

2021 年 11 月 4 日，病人经门诊收入皮肤科，步行入院。病人主诉于 11 天前注射新冠疫苗（第三针）后出现右侧胸背部皮肤疼痛不适，7 天前原有疼痛部位出现皮疹，疼痛加重，自服用药物后未见明显缓解，于 11 月 2 日就诊于皮肤科门诊，为求进一步系统诊治收住入院。病人既往史：30 年前于外院诊断为"急性胆囊炎"，口服药物后未见明显疗效，具体诊疗不详。否认高血压病、冠心病、糖尿病、消化性溃疡等慢性病病史。否认结核、肝炎等其他传染病病史。否认手术、外伤及输血史。否认药物、食物过敏史。否认家族遗传病史。

查体：病人神志清楚，精神差，右侧胸腹部起皮疹，疼痛剧烈，自觉灼痛伴一过性放射痛。右侧胸背部及腋下皮肤泛发片状红斑，红斑基础上簇集粟粒至绿豆大小丘疱疹、水疱，水疱干瘪，部分破溃，可见渗出及结痂，皮疹呈单侧带状分布。病人舌暗红，苔薄黄，脉结代。体温 36.4℃，心率 56 次 / 分，呼吸 20 次 / 分，血压 170/80 mmHg。

中医诊断：蛇串疮（肝经湿热证）。

西医诊断：带状疱疹。

护理评估

该例病人主要的评估内容包括皮肤、疼痛和心理等方面。

1. 皮肤状况评估

病人右侧胸背部及腋下皮肤泛发片状红斑，红斑基础上簇集粟粒至绿豆大小丘疱疹、水疱，水疱干瘪，部分破溃，可见渗出及结痂，皮疹呈单侧带状分布。

2. 疼痛评估

采用视觉模拟评分法（VAS）评估。

本病人疼痛评分为 8 分，属于重度疼痛。

3. 心理状况评估

采用焦虑自评量表（SAS）评估

病人因疼痛症状而紧张焦虑，向病人介绍 SAS 焦虑评分量表并请其自测，总分为 70 分，评估结果为中度焦虑。

护理方案

1. 常规护理

嘱病人床单、被褥、内衣要选用纯棉制品，保持清洁干燥，穿衣尽量宽松，以免摩擦皮肤引起疼痛，忌用化学洗涤剂洗涤衣物。保持皮损处清洁干燥，忌用热水烫洗局部皮肤。皮损糜烂渗出时给予湿敷，严格无菌操作。病人饮食以清淡、易消化为原则，宜多食新鲜水果和蔬菜，忌食辛辣、刺激性食物，忌鱼腥虾蟹和鸡肉、羊肉等发物，禁烟、酒。宜食清肝胆火之品，如西瓜、苦瓜、绿豆等，可用金银花或野菊花泡水代茶饮。本病多由情志内伤，导致肝气郁结导致，再加上疼痛影响，病人通常会出现焦虑、烦躁、易怒等，因此，护士应该疏导病人心理，多与病人沟通交流，耐心向病人讲解带状疱疹的有关知识，使之对神经痛有正确的认识，了解疾病的转归和发展过程，消除顾虑和恐惧，保持心情愉快，精神乐观，情绪稳定。

2. 中医特色护理

根据病人病情及辨证分型选择中药颗粒给予中药湿热敷。

具体操作方法如下。①让病人取合理体位，暴露湿热敷部位。②调药液至适宜的温度（以病人耐受为宜，多为 38 ~ 43℃），将敷料浸于药液中，然后拧至不滴水后敷于患处。及时更换敷料或频频淋药液于敷料上，以保持热敷部位的湿度及温度。③清洁皮肤，取舒适体位，整理床单位，清理用物。

频次及疗程：每次中药湿热敷的时间为 20 分钟左右，上下午各 1 次，7 天为 1 个疗程。

注意事项：保持皮损处清洁干燥，忌用热水烫洗局部皮肤，皮损糜烂渗出时给予湿敷，严格无菌操作；为防止挤压水疱，应指导病人采取健侧卧位；治疗结束后宜卧床休息，以病人不感劳累为宜；治疗过程中应注意询问病人感受，如有不适，应立即停止。

中药湿热敷处方：白花蛇舌草 15 g，野菊花 40 g，黄柏 40 g，苦参 30 g，车前草 15 g，金银花 20 g，蒲公英 30 g，马齿苋 60 g，石膏 40 g。

疗效评价

1. 皮肤状况

根据《中医病症诊断疗效标准》中的有关标准制定。①显效：大部分以上的疱疹脱落，临床症状完全或基本消失，能够正常地生活和工作，或是工作和生活所受影响不大。②有效：大部分疱疹结痂，临床症状有所减轻，常常遗留神经痛等后遗症。③无效：疱疹、临床症状均没有发生改变。

第 1 ~ 2 天，可见病人皮肤右侧胸背部及腋下皮肤泛发片状红斑，红斑基础上簇集粟粒至绿豆大小丘疱疹、水疱，水疱干瘪，部分破溃，可见渗出及结痂，皮疹呈单侧带状分布。

第 3 ~ 4 天，可见右侧胸背部皮疹面积基本同前，疼痛较前稍减轻，颜色转暗，未见新发皮疹。右上肢活动自如，无颈项活动受限。右侧胸背部及腋下皮肤泛发片状红斑，红斑基础上可见少量干瘪疱壁，部分破溃，可见渗出及结痂，皮疹呈单侧带状分布。

第 5 ~ 7 天，可见右侧胸背部及腋下皮肤泛发暗红色斑片，红斑基础上可见干瘪疱壁、未脱落痂皮及点状溃疡，皮疹及结痂呈单侧带状分布。

根据评价标准，治疗效果为有效。

2.疼痛状况

主要通过视觉模拟评分法（VAS）进行评价。治疗后病人疼痛好转，VAS评分降为2分。

3.心理状况

主要通过焦虑自评量表（SAS）来评价。治疗后病人SAS评分降为32分，自诉焦虑症状明显缓解，治疗前后效果显著。（见表4-14）

表4-14　疗效评价

量化评估项目	治疗第1～2天	治疗第3～4天	治疗第5～7天
VAS评分	8分	5分	2分
SAS评分	70分	55分	32分

【体会】

带状疱疹是水痘-带状疱疹病毒引起的急性炎症性皮肤病，病例数正在逐年上升，尤其在老年群体中逐年上升。大量有关本病病因病机和治疗方法的信息记载在明清时代的医籍中，带状疱疹的病因病机主要为情志内伤、饮食不节、年老体虚，其病位在皮肤。中药湿热敷最早可以追溯到《黄帝内经》，如"其有邪者，渍形以为汗""寒者热之，热者寒之……摩之浴之"，以及"痹不仁肿痛……可按、可药、可浴"。"渍形""浴之""可浴"便是对中药湿热敷的相关描述。中药湿热敷法利用不同中药的性味作用，借助湿热敷，使药力直接透过皮肤，通过经络血脉传递。本病例所选取的中药中，黄柏是苦寒之品，归肾经和膀胱经，有清热燥湿、泻火解毒、滋阴降火的作用，因而可去除病人皮肤疱疹的湿热之症状；白花蛇舌草、野菊花、苦参、车前草均性寒，可发挥清热燥湿之功效；金银花归肺、胃经，具有清热解毒、消炎退肿之功效；蒲公英、马齿苋、石膏具有清热解毒、消肿散结的作用。诸药合用，可促进血运，改善局部血液循环，消除病人皮肤水疱。中药湿敷的方法，可使药力由经脉入脏腑，输布全身，直达病所，并可利用适宜温度的刺激，使局部血管扩张，促进血液循环，增加局部药物的作用强度，改善周围组织的营养，从而起到行活血化瘀、运行气血、清营凉血、消肿止痛、促进血管新生的功效。

本病例显示，中药湿热敷技术治疗带状疱疹的效果显著，可以明显减少病人皮肤水疱、红疹的持续时间，增加病人的舒适度，此项操作简便、易学、无创、绿色、无副作用，病人情感上容易接受，依从性较好，具有中医简、便、廉、验的特点。可以通过开展多中心、大样本的临床研究，进一步验证其临床效果。

典型病例 15 腹腔镜术后腑气不通

中药灌肠技术

病人，男，56 岁。

病人 11 个月前因泌尿系结石于我院住院时行 CT 检查，发现右侧肾上腺增生，7 个月前复查泌尿系增强 CT，考虑右侧肾上腺结节影、腺瘤待除外。现病人为进一步诊治右侧肾上腺肿物，就诊于我院门诊，要求住院治疗，于 2021 年 10 月 13 日以"右侧肾上腺肿物"被收入泌外病区。病人既往史：①高血压病病史 10 余年，血压最高 160/100 mmHg，现自服硝苯地平控释片治疗；②2 型糖尿病病史 10 年余，间断自服二甲双胍、阿卡波糖控制血糖，自诉血糖控制良好；③高脂血症病史 10 余年，现自服阿托伐他汀钙片治疗；④痛风病史数年，现自服非布司他治疗。吸烟史 30 余年，每天约 10 支；饮酒史 20 余年，平均每天饮白酒 2 ~ 3 两（100 ~ 150 ml）。有别嘌醇过敏史，否认其他药物及食物过敏史，否认冠心病等其他慢性病史，否认肝炎、结核等传染病史，否认外伤、中毒史，约 1 年前因"膀胱结石、右肾结石"行微创手术治疗，否认其他手术史。

病人诉下腹部不适，排尿不畅，尿等待，等待时间 10 余秒，尿线细、弱，偶有尿后疼痛，伴血凝块。予病人对症处理，行全腹增强 CT 检查，完善卧位肾素 – 血管紧张素 – 醛固酮（RAAS）、促肾上腺皮质激素（ACTH）、皮质醇节律检查后明确肿物性质。因腺瘤体积较大，于 10 月 21 日 8：50 在全麻下行经后腹膜腹腔镜下右肾上腺切除术，13 ：30 安返病房。

查体：病人意识清醒，体重降低，肢端寒冷，腹胀，口干；无法排气；听诊肠鸣音 0 ~ 1 次 / 分；望诊舌红苔白，舌质厚，有裂纹；脉弦、细，尺弱。体温 36.5℃，心率 80 次 / 分，呼吸 18 次 / 分，血压 170/104 mmHg。

中医诊断：积病（肝郁脾虚、痰瘀互结、腑气不通证）。

西医诊断：①右肾上腺切除术后；②膀胱炎。

护理评估

1. 术中情况

术中麻醉满意，手术顺利，未发生肾上腺危象、血压波动等情况，出血量约 150 ml，麻醉清醒较慢。

2. 术后身体状况

病人体温与心率处于正常范围，血压 170/104 mmHg，意识清醒。敷料包扎完好，未见渗血渗液。留有留置针与尿管，均固定在位且通畅，留有腹膜后引流管，固定在位且通畅，引流液为血性，量约 3 ml。病人入院后每日三顿糖尿病饮食，诉体重降低。病人诉伤口疼痛，向病人介绍视觉模拟评分法（VRS），病人评分为 6，属中度疼痛；感觉肢端寒冷；诉腹胀，口略干，无法排气；听诊肠鸣音 0 ~ 1 次 / 分；望诊舌红苔白，舌质厚，有裂纹；脉弦、细、尺弱。

3. 术后心理状况

病人因无法排气，紧张焦虑。

护理方案

1. 常规护理

予病人持续心电、血压、血氧监测，持续低流量吸氧，静脉补液。嘱病人禁食水，去枕平卧 6 小时，观察伤口渗血情况并评估尿量，行引流管护理。指导该病人调畅情志，采取音乐疗法，给病人听节奏舒缓的乐曲，使其心悦神宁，气机舒畅。建议病人恢复后进行食补，针对气虚血瘀之病机，食用补益气血、活血化瘀之品，如大枣、薏苡仁、绿豆、乌骨鸡、黑芝麻、龙眼肉等，食疗方如大枣山药粥、乌鸡汤、薏苡仁核桃汤。

2. 中医特色护理

针对病人术后腑气不通，气虚血瘀，采取中药灌肠技术，每日 1 次，每次 1 剂，3 日为 1 个疗程。

具体操作方法：护士遵医嘱取中药灌肠方（经科学提取、真空浓缩、喷雾干燥等工序精制而成的中药配方颗粒）1 剂，加入 200 ml 热水后使用搅拌棒调和均匀，倒入一次性灌肠袋中。使用水温计测量药液温度，保证药液温度为 39 ~ 41℃，并将干净的开口热罨包放入规格型号为 WPL-45BE 的电热恒温培养箱中加热，然后套于一次性灌肠袋外保温。

携用物至病人床旁，关闭门窗，用隔帘遮挡。协助其取左侧卧位，充分暴露肛门，垫中单于臀下，置垫枕以抬高臀部 10 cm。再次用水温计测量药液温度，保证药液温度处于 39 ~ 41℃，液面距离肛门不超过 30 cm。用液状石蜡润滑肛管前端，排液，暴露肛门，插肛管时，嘱该病人张口呼吸以使肛门松弛，便于肛管顺利插入。插入 10 ~ 15 cm 时缓慢滴入药液，滴注时间 15 ~ 20 分钟。滴入过程中随时观察询问该病人耐受情况，若病人诉不适与便意，及时调节滴注速度。药液滴完，夹紧并拔除肛管，协助病人擦干肛周皮肤，用纱布轻揉肛门处，协助病人取舒适卧位，抬高臀部。告知病人将中药灌肠液保留 1 小时以上，使中药液直达病所，充分发挥其通腑泻浊的功效。

中药灌肠处方：薏苡仁 30 g，当归 10 g，大黄 15 g，玄参 18 g，北柴胡 15 g，醋莪术 10 g，黄芪 18 g，姜厚朴 15 g，姜半夏 9 g，赤芍 10 g，麸炒枳壳 15 g，炒莱菔子 15 g，麦冬 18 g，山药 18 g，地黄 18 g，黄芩 10 g，桃仁 10 g。

该方有通腑理气、益气活血之功效。

疗效评价

通过中医症候评分法对护理效果进行评价，具体如下。

主要症状：腹胀腹痛、肛门排气排便、恶心呕吐、肠鸣音按症状轻重分为无、轻、中、重 4 个等级，分别记 0 分、2 分、4 分、6 分。次要症状：烦躁、嗳气、口干、口苦按症状轻重分无、轻、中、重 4 个等级，分别记 0 分、1 分、2 分、3 分；发热、舌苔脉象分为正常及异常，分别记 0 分、1 分。积分越高，表示病情越严重。

该病人于术后 2021 年 10 月 22 日 8 ：00 主任查房时由两名医师进行第 1 次评分，主症分别为 4 分、6 分、0 分、6 分，次症分别为 3 分、0 分、1 分、0 分，发热、舌苔脉象 0 分、1 分，共 21 分，症状重；针对症状于 10 月 22 日下午 16 ：00 施以中药灌肠技术，于 10 月 23 日 8 ：00 医师进行第 2 次评分，主症分别为 2 分、2 分、0 分、2 分，次症分别为 1 分、0 分、0 分、0 分，发热、舌苔脉象 0 分、1 分，共 8 分，示治疗效果明显；于 10 月 27 日 8 ：00 病人出院前医师进行第 3 次评分，主症、次症、发热、舌苔脉象等总计 0 分，术后腑气不通证治愈。（见表 4-15）

表 4-15　中药灌肠技术施行前后中医症候积分比较

症状	包含项目数量	施行前积分	施行后积分	出院前积分
主症	4 项	4+6+0+6=16 分	2*+2*+0*+2*=6 分 *	0*+0*+0+0*=0 分 *
次症	4 项	3+0+1+0=4 分	1*+0+0*+0=1 分 *	0*+0+0*+0=0 分 *
发热、舌苔脉象	2 项	0+1=1 分	0+1=1 分	0+0*=0 分 *
全部症状	10 项	21 分	8 分 *	0 分 *

注：主症中 0 分＝无、2 分＝轻、4 分＝中、6 分＝重；次症中 0 分＝无、1 分＝轻、2 分＝中、3 分＝重；发热、舌苔脉象中 0 分＝正常、1 分＝异常；* 表示与治疗前相比较，积分明显下降。

【体会】

从中医学角度分析，病人以积病入院，曾有石淋病（湿热下注、气滞血瘀证），且长期烟酒不节，气机壅滞，成聚证，气滞血瘀，脉络壅塞，日久变为积病。现病人年近六旬，各脏腑功能均减退，肝肾亏虚，肝气不畅，郁于内，乘于脾，脾主肌肉，脾虚则肌肉失养，故见周身乏力。肝郁化火，炼液为痰，痰阻脉络，痰瘀互阻于内，而出现肾上腺占位。病人以此体质接受腹腔镜手术，手术创伤必然导致正气亏虚，经络血脉紊乱，瘀血残留，经络阻滞，脏腑之气郁结不通；术后舌红，有裂纹，苔白厚，说明血虚不润；脉弦、细、尺弱说明气机输转不利，且主虚证，气血不足。本病例所用的中药灌肠方中，薏苡仁剂量大，作用关键，其含丰富碳水化合物，能够促进新陈代谢，减少肠胃负担；桃仁与炒莱菔子对术后排气与腹胀有针对性作用，前者含有 45% 的脂肪油，可破血消瘀、润肠通便，提取物也能刺激肠壁增加蠕动，后者可增加肠管的收缩幅度，消积除胀；大黄和麸炒枳壳，前者为攻下要药，活血化瘀、泻热通便，后者行气宽中，能促进肠胃兴奋，加快肠胃蠕动，促进胀气排出；玄参、赤芍、地黄、黄芩，起清热凉血、生津、利湿作用；北柴胡发散风热；麦冬补阴；醋莪术、姜半夏消结散痞；厚朴温中行气，化湿行滞；最后加黄芪、当归、山药温补，缓解病人的体虚情况。本技术施用效佳，可以反过来指导中药内服方的选用加减。

中药灌肠技术效果显著，且具有简、便、效、廉和不良反应小的优势。施术后，病人既肛门排气，各项症状得到缓解，疾病向愈，又减少了痛苦，因此病人满意度高。本技术为治疗腹腔镜术后胃肠功能障碍提供了新的选择。

典型病例 16　盆腔炎性疾病后遗症

中药灌肠技术

病人，女，29 岁。

2021 年 8 月 20 日，病人因"间断下腹痛 1 年，加重 3 天"就诊。病人平素月经规律，月经周期 30 天，行经 7 天，量多，色暗红，有血块，痛经，需口服止痛药才可缓解，末次月经 2021 年 7 月 29 日。近 1 年病人无明显诱因出现下腹痛，劳累后、经期、同房后加重，未受特殊治疗，3 天前下腹疼痛加重，疼痛呈刺跳痛，伴带下量多，色微黄，无异味，无外阴、阴道瘙痒。妇科检查：子宫及双附件区压痛明显，无反跳痛。

查体：病人神志清楚，精神差，下腹刺痛、跳痛，无恶心呕吐，无心悸头晕，无发热寒战，无阴道出血，纳眠可，二便调。舌暗红，苔白，有齿痕，脉滑。

辅助检查：经阴道妇科 B 超，子宫前位（大小 5.9 cm × 4.4 cm × 3.1 cm），内膜厚 0.9 cm，右卵巢内可见一无回声区，大小 1.8 cm × 1.3 cm。血常规 + C 反应蛋白、尿常规、快速肝肾功、胸片均未见明显异常。

中医诊断：妇人腹痛（湿热瘀滞证）。

西医诊断：盆腔炎性疾病后遗症。

护理评估

疼痛评估

采用视觉模拟评分法（VAS）进行评估。

本病例治疗前 VAS 评分为 4 分，属于中度疼痛。

护理方案

1. 常规护理

（1）健康教育。护理人员应详细地向病人介绍关于中药保留灌肠治疗的相关知识。做好经期、孕期及产褥期的卫生宣教，指导病人性生活卫生，以减少性传播疾病，嘱病人经期禁止性交。嘱病人以卧床休息为主，多取半卧位。

（2）饮食护理。嘱病人进食高热量、高蛋白、高维生素、易于消化的饮食，多吃新鲜蔬菜、水果，防止便秘；忌食生冷、辛辣、油腻食物，尽量避免食用含纤维素较多食物，以避免出现腹泻等症状。

（3）心理护理。盆腔炎性疾病病程长，病情易复发，一般药物治疗疗效不显著，常令病人及家属情绪低落、烦恼。因此，护理人员应主动关心病人的疾苦，耐心倾听病人的诉说，给病人提供表达不适的机会，尽可能满足病人的需求，解除病人的思想顾虑，帮助病人更好地了解自身疾病，建立治愈疾病的信心，从而更加积极主动地配合治疗。

2. 中医特色护理

给予中药灌肠治疗。用药开始时间在非月经期，每日 1 次，经期停用。7 天为 1 个治疗周期，观察 2 个周期。

具体操作方法如下。

灌肠方法：协助病人取合理体位，将一次性尿垫置于病人身下。打开灌肠袋，夹闭软管，倒入测量好温度的中药。将灌肠袋挂于输液架上，袋底距肛门 40 ～ 60 cm，排气。用液状石蜡润滑肛管前端，将弯盘及卫生纸置于病人臀侧。一手分开臀部暴露肛门，一手将肛管缓慢插入肛门 15 ～ 20 cm。打开水止，调节滴速，缓慢注入药液。注意要随时观察病人的耐受情况及灌肠袋内液体下降情况。密切观察病人有无冷汗、心率过快、腹部疼痛以及面色泛白等情况，并及时向医师反映病人情况，确保病人治疗安全。灌肠完毕，用卫生纸包裹并缓慢拔出肛管。收拾用物，协助病人取舒适卧位。

中药灌肠处方：土茯苓 20 g，北败酱草 15 g，醋莪术 10 g，三棱 10 g，醋延胡索 15 g，丝瓜络 10 g，马齿苋 10 g，冬瓜皮 20 g，夏枯草 15 g，紫花地丁 10 g，桔梗 10 g，牡蛎 30 g，透骨草 30 g。

疗效评价

本病例治疗前 VAS 评分为 4 分，属于中度疼痛。经过一个治疗周期的护理，VAS 评分变化见表 4-16。

表 4-16　疗效评价

量化评估项目	治疗第 1 天	治疗第 3 天	治疗第 7 天
VAS 评分	4 分	2 分	0 分

【体会】

盆腔炎性疾病后遗症发病时间较长，炎症顽固，西药抗生素治疗往往缺乏长期疗效，容易产生副作用或耐药性，效果不尽如人意，增加病人经济负担。中药灌肠根据病人证候辨证论治，具有独特优势，疗效相对较好。

灌肠方中土茯苓、北败酱草、三棱、马齿苋、冬瓜皮、紫花地丁清热利湿，醋延胡索、醋莪术、丝瓜络行气活血止痛，桔梗、透骨草、夏枯草、牡蛎祛湿化痰散结。

中药灌肠主要是通过肠道吸收药物起作用。温热的药液可起到扩张血管、加快血流的效果，使盆腔内的血液循环得到改善，促进炎症的吸收，增加药液进入盆腔组织的有效度。一方面，直肠与子宫及其附件相邻，彼此静脉丛交互吻合，中药灌肠时直肠吸收充分则药效明显；另一方面，中药灌肠比口服给药的吸收总量更高，生物利用度好；药物经直肠黏膜吸收后，能发挥局部药效，使药物直接渗透至病灶。中药灌肠疗法具有清热解毒、消癥散结等作用。盆腔炎性疾病后遗症主要病理改变为盆腔瘢痕粘连及充血。中医学认为，该病久治不愈致血不归经、瘀血停滞是导致盆腔炎性疾病后遗症的重要因素，故治疗常从活血、通瘀、止痛着手。

此外，近期研究表明，中药灌肠治疗盆腔炎性疾病后遗症可以降低炎症因子水平，改善盆腔血流，提示中药保留灌肠治疗可以提高病人免疫力，改善其炎症状态，这可能是中药灌肠起效的机制。临床研究表明，在对盆腔炎性疾病后遗症病人进行积极治疗的同时进行科学的护理干预可改善慢性盆腔疼痛症状。综合护理是近年来临床上常用的一种护理模式。

盆腔炎性疾病后遗症是中医药的优势病种。中药保留灌肠治疗盆腔炎性疾病后遗症具有简、便、廉、验的特点，在护理病人的治疗中起效迅速，临床效果显著，值得推广。

典型病例 17　混合痔术后疼痛
中药熏蒸技术

病人，女，52 岁。

病人因"间断肛门部肿物脱出伴便血 2 年"来我院治疗，大便每日 1 次，便质成形不干，便血，血色鲜红，点滴而下，量较多，鲜血与大便不相混，肛门部有物脱出，脱出物不能自行回纳。我院考虑其为"混合痔"，为进一步系统诊疗，于 2021 年 10 月 14 日将病人收入肛肠科。病人既往体健，于 1998 年行剖宫产手术，青霉素过敏。

查体：病人神志清楚，面色荣润，表情自然，反应灵敏，动作灵活，体态自如。声音洪亮，语言清晰，呼吸平稳，未闻及异常气味。纳好，眠佳，小便调，舌质淡红，苔黄腻，脉弦。体温 36.3℃，心率 72 次 / 分，呼吸 20 次 / 分，血压 128/76 mmHg。

专科查体：病人肛门外观发育未见明显异常，肛缘皮肤环形隆起，质软无触痛，截石位 11 点齿线上直肠黏膜脱出肛外，肛管未见明显狭窄，直肠下段未见明显肿物及溃疡，指套未染血迹。肛门镜检查见：截石位 3、7、11 点齿线上直肠黏膜隆起，色暗红，未见明显糜烂及出血，与同方位肛缘隆起相连一体。

中医诊断：混合痔（湿热下注证）。

西医诊断：混合痔。

治疗过程：我院于 2021 年 10 月 15 日在腰麻下行混合痔外剥内扎术，术后病人伤口红肿疼痛，排便或换药后疼痛加重。

护理评估

1. 疼痛症状评估

采用视觉模拟评分法（VAS）进行评估。

本病例病人静卧时 VAS 评分为 6 分，便后及换药后 VAS 评分为 8 分，属于重度疼痛。

2. 水肿症状评估

水肿情况（记录术后第 3 天，第 7 天，第 14 天的水肿情况）分为 3 级。

1 级：水肿距手术切缘 < 0.5 cm，高出皮肤 < 0.5 cm；

2 级：水肿距手术切缘 0.5 ~ 1.0 cm，高出皮肤 0.5 ~ 1.0 cm；

3 级：水肿距手术切缘＞1.0 cm，高出皮肤＞1.0 cm。

级别越高，水肿程度越重。本病例记录术后第 5 天、第 10 天、第 14 天的水肿情况，术后第 3 天评估水肿情况为 3 级。水肿距手术切缘约 1.5 cm，高出皮肤约 1.0 cm。

护理方案

1. 常规护理

嘱病人饮食清淡易消化，多食新鲜蔬菜、水果，可进食西瓜、赤小豆、绿豆、丝瓜等清热利湿之品。指导病人穿宽松舒适内裤，养成良好的排便习惯，勿久蹲努责，勿久站久坐，遵医嘱按时服用通便药物，避免大便干燥，刺激伤口引发疼痛。嘱病人保持心情愉悦，以利于伤口的恢复。

2. 中医特色护理

将中药熏蒸与提肛功锻炼有效结合。中药熏蒸方法是指将我院自制的中药颗粒沏开，先熏后洗的一种操作方法。提肛功运动具体方法为：吸气的同时收缩肛门，呼气的同时放松肛门，一收一缩为 1 次，每日进行 20 ~ 30 次。

具体操作如下：将中药颗粒溶于约 2000 ml 开水，熏蒸肛门局部；待药液温度降低至 35 ~ 42 ℃，嘱咐病人将肛门浸泡到药液中，并做提肛功锻炼，每次做 20 ~ 30 次即可。每次熏洗坐浴的时间为 15 ~ 20 分钟，早晨和晚上各 1 次。一日 2 次，14 天为一个疗程。

中药熏蒸处方：苦参 15 g，芒硝 15 g，黄柏 15 g，槐花 15 g，甘草 15 g，马齿苋 15 g，大黄 15 g，地榆炭 15 g。

该方有改善局部血液循环、活血化瘀、消肿止痛、促进创面肉芽修复再生之功效。

疗效评价

采用视觉模拟评分法（VAS）进行评价。

治疗前 VAS 评分为 8 分，经过 5 天的治疗，VAS 评分由原来的最高 8 分降至最高 6 分，效果显著。

治疗前水肿情况为 3 级，经过 5 天的治疗，水肿情况由原来的 3 级降至 2 级，效果显著。

经过 1 个疗程的治疗，病人 VAS 评分为 1 分，水肿情况为 0 级，病人自诉疼痛症状、

肛门肿胀得到了治愈。（见表4-17）

表4-17　疗效评价

量化评估项目	治疗前	治疗第5天	治疗第10天	治疗第14天
VAS评分	8分	6分	4分	1分
水肿情况	3级	2级	1级	0级

【体会】

痔疮是临床常见病、多发病，有"十人九痔"之说。痔疮发生与人们的饮食习惯（如辛辣刺激性饮食）、工作及生活方式（如长期负重、站立、熬夜、久坐、过度疲劳、精神高度紧张或压抑状态、嗜烟酒等）、长期便秘等有关。近年来，我国痔疮的患病率呈逐渐上升趋势。为提高临床疗效，医护人员多建议病人接受手术治疗，但术后病人容易出现并发症。肛缘疼痛、水肿是痔疮术后常见的并发症，会影响伤口的愈合，增加感染机会和病人痛苦，延长住院时间，并给病人带来精神负担。中医学认为，痔疮术后疼痛的病机为经络受损，气血运行不畅，导致局部气血凝滞，中医多以"清热散瘀，凉血解毒"为治疗原则，常用中药熏蒸治疗。中药熏蒸可解除肛门括约肌痉挛，改善局部血液循环，活血化瘀，消肿止痛，促进创面肉芽修复再生，从而加速创面的愈合。中药熏蒸方法简单，价格低廉，使用方便且无不良反应。混合痔术后肛门疼痛病人进行中药熏蒸治疗可以防止病人伤口受到感染，使伤口处愈合速度大大增加，从而达到缓解病人疼痛的目的。本病例显示，中药熏蒸技术治疗混合痔术后伤口疼痛的效果显著，可以明显减少病人术后肛门疼痛发作的频率，缩短持续时间，提高病人的舒适度，此项操作简便、易学、无创、无副作用，病人情感上容易接受，依从性较其他疗法好，具有中医简、便、廉、验的特点。

中药熏蒸技术治疗混合痔术后肛门疼痛有良好的效果。在国家大力扶持中医发展的大形势下，充分发挥中医护理的特色及优势，使中西医有机地结合，能够促进中医护理技术的发展。中药熏蒸技术不仅促进了护患关系和谐，提高了病人对治疗的满意度，还为混合痔术后护理提供了新的选择。

典型病例 18　输入高渗性药物引起的静脉炎

中药湿热敷技术

病人，女，75 岁。

2021 年 4 月 20 日病人因"纳差 3 天"入院。病人无明显诱因出现纳差、恶心、呕吐，呕吐物为黄棕色液体，时有神志不清、夜间谵语、头晕，无视物旋转或视物不清，无大小便失禁，无发热寒战。既往病史：直肠癌多发转移（化疗术后），多次输血。否认药物过敏史。

查体：病人神志清楚，精神差，形体消瘦，面色萎黄。体温 36.6℃，心率 90 次 / 分，呼吸 27 次 / 分，血压 90/59 mmHg。

辅助检查结果：白细胞计数 9.76×10^9/L，中性粒细胞 89.6%，血红蛋白 74 g/L，白蛋白 17.4 g/L，红细胞计数 3×10^9/L，肌酐 165 µmol/L，胃内容物潜血阳性，便常规潜血阳性。

中医诊断：虚劳（气阴不足证）。

西医诊断：消化道出血。

治疗过程：入院后予以哌拉西林抗感染，白眉蛇毒血凝酶止血，泮托拉唑抑酸，参麦注射液及参附注射液益气固脱，人血白蛋白及 50% 葡萄糖补充能量，氯化钾注射液补充钾离子。2021 年 10 月 30 日，病人血红蛋白下降至 64 g/L，血糖 3.47 mmol/L，氯化钾 3 mmol/L，给予悬浮红细胞 2 单位静脉输注，输血后无输血反应。予 50% 的葡萄糖 100 ml 加入 10% 的葡萄糖 500 ml 中，以 50 ml/h 静脉泵入，0.9% 生理盐水 500 ml+ 氯化钾 3 g 以 30 ml/h 静脉泵入。2021 年 10 月 31 日发现病人穿刺点上方沿血管方向出现 1 条红色 6 cm×4 cm 索状硬结，皮温高（右前臂穿刺处体表温度 36.6 ℃，左前臂同部位 36.2 ℃），局部皮肤肿胀，套管针回抽回血良好，考虑为输入高渗性液体造成的静脉炎。

护理评估

1. 静脉炎评估

根据采用美国静脉输液护理学会（INS）静脉炎分级诊断标准评估，该标准共分为 5 级。

0 级　没有症状

1 级　输液部位发红伴有或不伴有疼痛

2 级　输液部位疼痛伴有发红和（或）水肿

3 级　输液部位疼痛伴有发红和（或）水肿，条索状物形成，可触摸到条索状静脉

4 级　输液部位疼痛伴有发红和（或）水肿，条索状物形成，可触及的静脉条索状物

长＞2.5 cm，有脓液流出该病人穿刺处皮肤发红、肿胀，静脉炎评定为2级。

2. 疼痛评估

采用视觉模拟评分法（VAS）评估。

该病人主诉穿刺处有疼痛感，可以忍受，VAS评分为5分，属于中度疼痛。

护理方案

1. 常规护理

（1）饮食护理。嘱该病人禁食水，间断给予凝血酶冻干粉冰盐水30 ml口服。同时注意观察并准确记录病人的大便性状、颜色及病人有无呕吐情况发生。此外给予适宜的病室温度，做好病人保暖措施。

（2）用药护理。输液前护理人员须阅读药品说明书以了解其用法和不良反应、配伍禁忌，遵循药品说明书，避免药物高浓度刺激血管导致静脉炎。

（3）预防性护理。护理人员要提高护理技术水平，减少外渗的发生，同时要重视病人主诉，做好阶段性巡视，发现问题后及时解决。操作时要根据病人的实际情况选择合适血管进行穿刺，严格无菌操作，用碘伏棉签环形消毒皮肤2遍，消毒范围直径大于8 cm。保持穿刺部位清洁干燥，防止感染，避免多次穿刺。对长期输液的病人有计划地保护和合理使用静脉，穿刺部位从远端向近端逐步变化，穿刺避免靠近关节处、有瘢痕和受伤感染的静脉。

（4）心理护理。静脉炎的发生会增加病人的心理负担，影响病人的治疗进程。护理人员要向病人讲解静脉炎的原因及愈后，分散病人注意力，可以让病人听轻松欢快的音乐以缓解其负面情绪，提高其对治疗的依从性。

2. 中医特色护理

遵医嘱给予中药湿热敷治疗。

具体操作方法：将中药湿热敷处方中的药物磨成粉末，然后置入合适的容器中，加入40～42℃的温水调成糊状置于清洁纱布上，避开病人被穿刺处的皮肤，将纱布覆盖在合适位置，用透气性塑料薄膜包裹后用胶布固定，保持30分钟，每日2次。

注意事项如下。①药液温度要适宜。由于每个病人皮肤的敏感度不同，所以大面积使用中药湿热敷前应该先确定病人的皮肤是否能够承受治疗过程中的温度变化，以防止病人因药温高而烫伤。②正确组配药物。具有消热解毒、消肿止痛作用的中药有很多，因此在操作前要充分了解病人的中药过敏史，确保中药湿热敷处方适合病人，这样才能达到更好的效果。③及时监测过敏反应。操作前、中、后都要注意勤观察敷药处皮肤的情况，避免出现过敏反应。一旦皮肤出现水疱、溃烂等情况，立即停止湿热敷治疗，并采取相应的护理措施。④注意保暖。在中药湿热敷操作结束后，要注意做好病人的保暖措施，以保证疗效。

中药湿热敷处方：土茯苓 20 g，麸炒苍术 20 g，当归 20 g，马齿苋 15 g，黄柏 6 g，酒大黄 10 g，黄连 15 g，黄芩 15 g，天花粉 15 g。

该方具有清热解毒、保护血管内皮细胞、散瘀、消肿镇痛的作用。

疗效评价

治疗前病人 VAS 评分为 5 分，经过 7 天的治疗，VAS 评分由原来的 5 分降至 0 分，效果显著。

治疗前病人静脉炎情况分级为 2 级，经过 7 天的治疗，静脉炎情况分级由原来的 2 级降至 0 级，效果显著。

经过一个疗程的治疗，病人 VAS 评分为 0 分，静脉炎情况分级为 0 级，病人自诉疼痛症状得到治愈，穿刺处皮肤情况得到改善。（见表 4-18）

表 4-18　疗效评价

量化评估项目	治疗前	治疗第 1 天	治疗第 3 天	治疗第 5 天	治疗第 7 天
VAS 评分	5 分	4 分	3 分	2 分	0 分
静脉炎分级	2 级	2 级	1 级	1 级	0 级

【体会】

中医学认为，静脉炎的病因有反复多次静脉穿刺或者静脉输液时消毒不严、操作不当，损伤血管壁，或者输入药物浓度过高、刺激性过大，湿热之邪乘隙内侵，以致气血瘀滞，脉络阻塞不通，郁邪化热，因不通则痛，故局部有硬结红热作痛。《药性论》载大黄"去寒热，消食，炼五脏，通女子经候，利水肿，能破痰实、冷热结聚、宿食，利大小肠，贴热毒肿，主小儿寒热时疾、烦热、蚀脓，破留血"，大黄具有泻下攻积、泻火解毒、凉血止血、活血化瘀的作用，可促进局部血液循环，有利于局部炎性坏死组织的吸收，达到消炎、止痛的目的。溻渍法起源于《五十二病方》中治疗外伤疾病用的中药煎汤外敷，根据病人个体差异辨证论治，合理选择出适当药物，对其实施局部溻渍。"溻"是将饱含药液的棉絮或纱布敷于患处，"渍"是将患处浸泡于药液中，两种方法往往结合实用，故合称渍渍。实践证明，中药湿热敷技术起源于中药塌渍，对外伤及药物引起的静脉炎治疗效果明显，而且操作方便。静脉炎还是以预防为主，要合理安排输液顺序和速度，有计划地保护静脉，从远端开始穿刺，长期输注高渗性药物时选择较粗血管，并左右交替进行。

典型病例 19　慢性肾衰
中药泡洗技术

病人，女，48 岁。

2021 年 3 月 27 日，病人主因"乏力食欲不振 5 年，加重伴水肿 3 天"被收入我院。病人入院时畏寒肢冷，倦怠乏力，双下肢重度水肿，伴食欲不振，时有恶心，腰酸膝软，腰部冷痛，脘腹胀满。

查体：病人神志清楚，精神差，生活自理，营养中等，面色黧黑。四肢出现出血点，呼吸浅快，双下肢重度水肿，眠差，夜尿 3 ~ 4 次，大便调，舌质淡红有齿痕，苔黄腻，脉沉弱。体温 36.5℃，心率 86 次 / 分，呼吸 19 次 / 分，血压 149/86 mmHg。

实验室检查：血钾 6.9 mEq/L（火焰光度计法），血钙 1.9 mmol/L（8 mg/dl），血磷 2.0 mmol/L（5 mg/dl），胆固醇 3.47 mmol/L，甘油三酯 1.73 mmol/L，高密度脂蛋白 1.92 mmol/L，尿比重 1.010，尿蛋白（+ ~ ++++），尿中见红细胞、白细胞和颗粒管型。

中医诊断：慢性肾衰（脾肾阳虚证）。

西医诊断：慢性肾功能不全衰竭期。

护理评估

1. 乏力症状评估

乏力评分参照《中药新药临床研究指导原则》，依照慢性肾功能衰竭症状分级量化表中"倦怠乏力"之描述，按照无症状、轻度、中度、重度分别计为 0、2、4、6 分。

本病例病人乏力程度为重度 6 分。

2. 水肿症状评估

水肿程度分为 3 度：轻度、中度、重度。轻度计 1 分，中度计 2 分，重度计 3 分。

轻度水肿：多见于眼睑、颜面、胫骨前、脚踝部等，指压以后可以出现轻度的组织凹陷，平复得较快，有时早期水肿仅表现为体重迅速增加，而无水肿的特征出现。

中度水肿：全身疏松组织均可有水肿，指压后可以出现明显的或较深的组织凹陷，平复比较缓慢。

重度水肿：全身组织严重水肿，身体低垂部位皮肤紧张发亮，甚至可以有液体渗出，有时可以伴有胸腔积液、腹腔积液、鞘膜腔积液。

本病例病人水肿为重度，计 3 分。

护理方案

1. 常规护理

指导病人饮食清淡，必要时配合口服中药汤剂治疗；保持心情愉悦，听轻音乐；治疗环节，根据病人年龄、耐热情况等设置合适的足浴液温度；指导病人穿宽松舒适的衣裤，治疗后将双下肢抬高，促进下肢血液循环，减轻水肿症状。

2. 中医特色护理

遵医嘱应用中药泡洗治疗。

泡洗部位：双下肢。

具体操作方法：将中药泡洗液加温水稀释至 3000 ml 置入一次性足浴袋，用水温计测量中药液温度，待温度为 39 ~ 41℃（视线与水温计平行）时，将一次性足浴袋置于足浴桶内，协助病人将裤管卷至膝盖上，避免药液溅湿衣裤，用手先试下水温，将病人双下肢浸泡于药液中治疗，盖好毛毯，毛毯要包裹住足浴桶，治疗过程中注意保暖，也要注意避免烫伤。每日泡洗 20 分钟，连续治疗 10 天为 1 个疗程，连续治疗 3 个疗程。治疗前，完善相关检查，严格排查治疗禁忌证，必要时配合播放病人喜欢的音乐以提升疗效。强化对病人的心理护理，明确告知病人该治疗方法的安全性、舒适性、有效性，获得病人的信任，以增强其对疾病治疗的信心。告知病人操作目的及注意事项。注意事项：①操作过程中，泡洗时间应适宜，过久易使人疲倦，过短则难以起到治疗作用。②治疗结束后宜卧床休息，以不感劳累为宜。③泡洗结束后宜饮一杯温水，冬季避免受风寒，夏季避免风扇、空调直吹。④治疗过程中如有不适，须立即停止治疗。

中药泡洗液处方：忍冬藤 50 g，红花 30 g，乳香 30 g，没药 30 g，冰片 10 g，地龙 20 g，桂枝 80 g。

每日 1 剂。配制成中药汤剂，每日由煎药室煎至 500 ml 并送至病区。

疗效评价

该例病人经规范治疗和护理后，病情相对稳定，乏力症状由治疗前的 6 分降至 2 分；

水肿由治疗前的 3 级降至 1 级。效果明显，顺利出院。（见表 4-19）

表 4-19 疗效评价

量化评估项目	治疗前	治疗 5 天	治疗 1 个疗程	治疗 2 个疗程	治疗 3 个疗程
乏力评分	6 分	5 分	4 分	3 分	2 分
水肿评分	3 分	3 分	2 分	2 分	1 分

【体会】

慢性肾衰竭属于常见肾病，临床多发，危害很大。各种原因造成慢性进行性肾实质损害，致使肾脏明显萎缩，不能维持基本功能，临床出现以代谢产物潴留，水电解质代谢紊乱，酸碱平衡失调，全身各系统受累为主要表现的临床综合征，即慢性肾衰竭。中医认为，慢性肾衰竭的病因可分为先天和后天，先天因素是由于肾精不足，人体阴阳处于不平衡状态，易患导致肾脏结构和功能受损的慢性疾病；后天因素主要包括不良的饮食习惯，生活不规律，外感六淫，药毒伤肾，各种慢性病、久病及肾，以及多种慢性肾脏疾患失治、误治转归等。

中药泡洗能起到活血行气、温经散寒、消炎止痛、舒筋通络、祛风除湿、消肿等作用，且作用迅速，使用安全，无副作用，易于为病人接受。

本次治疗所选药物中，红花有活血化瘀、消肿止痛、温经通络的作用；乳香、没药配伍忍冬藤有行气活血、消肿生肌之功效；冰片与地龙合用可以利尿消肿；桂枝具有温通经脉的作用，对改善慢性肾衰病人的脾肾阳虚有较好的作用。泡洗时，温热能够起到刺激穴位、治病、养生、强身、调和气血的作用，因此需要进行针对性护理，才能取得较佳的效果。慢性肾衰竭以脾肾气虚为本，瘀血阻络及湿浊阻遏三焦为标，故运用开通表里、益气活血、升清降浊法以通畅表里、气血、三焦。

中药泡洗治疗可延缓慢性肾衰竭的病程，提高病人生活质量，在处理并发症及提高护理满意度上有显著的效果。同时，中药泡洗在本病例中的应用与国家中医药管理局优势病种护理方案中对中医技术的应用要求一致。此外，中药泡洗技术已广泛应用于其他疾病中，临床效果显著，且作用广泛，值得推广。

典型病例 20　老年高血压

中药泡洗技术

病人，男，94 岁。

病人 21 年前无明显原因出现头晕，被当地医院诊断为"高血压病"，血压最高 190/100 mmHg，此后头晕反复发作，每天规律服用苯磺酸氨氯地平片 5mg、缬沙坦胶囊 80 mg 控制血压，自诉血压控制尚可，具体不详。近 6 年来病人反复因头晕发作伴乏力于老年病科住院治疗，经降压、改善循环、降脂、降糖等治疗后症状好转出院，苯磺酸氨氯地平片改为每天 1 次，每次 7.5mg。近期病人头晕、乏力加重，为求进一步系统治疗住入老年病科。病人既往史：①冠心病病史 21 年余；②陈旧性心肌梗死病史 8 年余；③窦性心动过缓病史 6 年余；④消化性溃疡病史 10 年；⑤ 2 型糖尿病病史 7 年；⑥慢性肾功能不全病史 6 年，规律口服百令胶囊；⑦老年性白内障病史 7 年；⑧ 1991 年因膀胱癌行膀胱部分切除术，具体不详；⑨ 2017 年 7 月 22 日因尿潴留，行膀胱穿刺造瘘，留置造瘘管。否认外伤史、中毒史，否认输血史及其他手术史。

查体：病人神志清楚，精神差，面色如常，腹部膨隆，行动迟缓，头晕头痛，视物模糊，面红目赤，口干口苦，烦躁易怒，左侧目睛转动欠灵，左手足清冷不温，左臂乏力，难持重物，肢麻，腿足酸软，足底酸痛，大便秘结，小便黄赤，舌质红，苔薄黄，脉弦有力，无视物旋转，无一过性黑矇，无明显胸闷胸痛，无恶心呕吐，无腹痛腹泻，偶有咳嗽，痰少色白质黏难咳，活动后气短，偶有进食呛咳，双下肢关节偶有疼痛。体温 36.2℃，心率 68 次 / 分，呼吸 20 次 / 分，血压 188/125 mmHg。

中医诊断：眩晕（肝阳上亢证）。

西医诊断：① 3 级高血压（极高危）；② 2 型糖尿病（继发性糖尿病性周围神经病变，2 型糖尿病性视网膜病变）；③慢性肾功能不全；④陈旧型心肌梗死；⑤高脂血症。

护理评估

1. 疼痛症状评估

采用数字分级法（NRS）对病人疼痛程度进行评估。

该病例病人 NRS 评分为 9 分，属于重度疼痛。

2. 血压分级的评估

采用 2010 年《中国高血压防治指南》建议的标准高血压分级。如表 4–20。

表 4-20 高血压分级

正常血压	收缩压 < 120 mmHg 、舒张压 < 80 mmHg
正常高值	收缩压 120 ~ 139 mmHg、舒张压 80 ~ 89 mmHg
高血压	收缩压 ≥ 140 mmHg、舒张压 ≥ 90 mmHg
1 级高血压（轻度）	收缩压 140 ~ 159 mmHg、舒张压 90 ~ 99 mmHg
2 级高血压（中度）	收缩压 160 ~ 179 mmHg、舒张压 100 ~ 109 mmHg
3 级高血压（重度）	收缩压 ≥ 180 mmHg、舒张压 ≥ 110 mmHg
单纯收缩期高血压	收缩压 ≥ 140 mmHg、舒张压 < 90 mmHg

该病人血压波动在 180 ~ 190/110 ~ 120 mmHg，为 3 级高血压。

护理方案

1. 常规护理

（1）血压护理。实施护理期间，护理人员密切监测病人的血压、心律等体征的变化，并定期进行检测。病人如出现头痛、眩晕、心悸等不适症状，须立即卧床休息，护理人员可在医嘱下指导病人服用降压类药物，以快速缓解不适症状，必要时定时间、定部位、定体位、定血压计测量血压。

（2）心理护理。由于该病需要长期治疗，病人容易失去治疗信心，出现心烦意乱、坐卧不安、精神紧张、烦躁易怒等不良情绪，部分病人还可出现双手震颤、四肢抽搐等神经功能紊乱症状。护理人员需告知病人自身情绪控制对治疗的积极意义。对于治疗配合度不高的病人，应及时与其沟通交流，了解其心理问题并做出综合评估，及时帮助病人调整心态，并请病人家属和病房中的病友对其进行情感支持和安慰，树立治疗信心。

（3）饮食护理。高血压病人饮食的总原则是"三低一高"，即低盐、低脂、低胆固醇、高优质蛋白。限制脂肪的摄入，烹调时选用植物油，多吃海鱼，海鱼含有不饱和脂肪酸，能使胆固醇氧化，从而降低血浆胆固醇，还可延长血小板的凝聚时间，抑制血栓形成，防止中风。适量摄入蛋白质，以每千克体重摄入 1g 蛋白质为宜。对病人日常饮食进行调整，为病人提供低盐、低脂肪含量、富含维生素和纤维素的食物。

（4）健康教育。为病人提供书面材料，讲解有关高血压的知识，提高病人对疾病治愈的信心，使病人明确定期测量血压、长期坚持治疗的重要性，避免出现不愿服药、不难受不服药，不按医嘱服药的三大错误习惯，养成定时、定量服药，定时、定体位、定部位测量血压的习惯。告知病人及家属有关降血压药的名称、剂量、用法与副作用。

（5）运动护理。高血压病人适当进行运动对病情的康复十分有利。为病人制订个性化的运动方案，运动方式以有氧运动为主，如散步、慢跑、打太极、练八段锦等。选择适合病人的运动方式及运动量，运动程度要适当。

2. 中医特色护理

遵医嘱给予病人中药泡洗治疗。每次泡洗的时间为30分钟，每晚1次，14天为1个疗程。

中药泡洗处方：桑叶15 g，钩藤30 g，菊花15 g，川牛膝30 g，肉桂10 g，天麻30 g，煅磁石30 g，石决明30 g。

注意事项：有心肺功能能障碍、出血性疾病的病人禁用，糖尿病、心脑血管病病人慎用。为防止烫伤，老年人、糖尿病、足部皲裂病人的泡洗温度适当降低。泡洗温度以37 ~ 40℃为宜，老年人泡洗时间不宜过长，充分暴露双足部皮肤；泡洗过程中，应关闭门窗，避免病人感受风寒；泡洗过程中护士应加强巡视，注意观察病人的面色、呼吸、汗出等情况，出现头晕、心慌等异常症状时，停止泡洗并及时报告医师。

疗效评价

治疗前病人头痛 NRS 评分为 9 分，经过 14 天的治疗，NRS 评分由原来的 9 分降至 1 分。治疗前血压分级为 3 级，经过 10 天的治疗，血压分级由原来的 3 级（180 ~ 190 mmHg/110 ~ 120 mmHg）降至 2 级（160 ~ 179 mmHg/100 ~ 109 mmHg）。病人自诉头晕头痛症状明显缓解，效果显著。疗效评价见表 4-21。

表 4-21　疗效评价

量化评估标准	治疗前	治疗 5 天	治疗 10 天	治疗 14 天
NRS 评分	9 分	7 分	5 分	1 分
血压分级	3 级	3 级	2 级	2 级

【体会】

中药泡洗是传统中医学中重要的外治法之一，历史悠久。将合适的中药配方煎汤浸泡足部，其中的有效成分在热力的帮助下，渗透皮肤，被足部毛细血管吸收，进入人体血液循环系统，可达到疏通腠理、祛风除湿、清热解毒的作用。泡洗药温不宜过热，温度要适宜，以防烫伤。

本病例中的中药搭配可以有效地治疗老年高血压病。通过中药泡洗治疗可以缓解病势，加快病情好转。本病例显示，中药泡洗技术治疗老年高血压临床效果显著，可以明显减缓病情的发展，增加病人的舒适度。此项操作简便、易学、无创、无副作用，老年人比较容易接受且依从性较好，具有简、便、廉、验的特点。相较单纯西医常规护理，中医泡洗技术的加入将达到更好的疗效。本病例于 2010 年 10 月收入院，因此采用 2010 年旧版《中国高血压防治指南》进行高血压分级。